Prateek Irwin Garg

Engenharia de tecidos

Prateek Irwin Garg

Engenharia de tecidos

ScienciaScripts

Imprint

Cover image: www.ingimage.com

This book is a translation from the original published under ISBN 978-3-659-88013-1.

Publisher:
Sciencia Scripts
is a trademark of
Dodo Books Indian Ocean Ltd. and OmniScriptum S.R.L publishing group

120 High Road, East Finchley, London, N2 9ED, United Kingdom
Str. Armeneasca 28/1, office 1, Chisinau MD-2012, Republic of Moldova, Europe
Managing Directors: Ieva Konstantinova, Victoria Ursu
info@omniscriptum.com

Printed at: see last page
ISBN: 978-620-8-40033-0

Índice

O tratamento dos defeitos periodontais, incluindo a destruição do ligamento periodontal, do cemento e a formação de defeitos intra-ósseos, sempre foi um desafio na periodontia clínica. Durante os anos 50 e 60, **a terapia cirúrgica ressectiva**, com ou sem recontorno ósseo, foi considerada a norma, na crença de que a obtenção de bolsas com pouca profundidade era um objetivo válido. Desde então, a atenção tem-se centrado mais nas **terapias regenerativas e reconstrutivas** do que nas terapias ressectivas.

Atualmente, as tentativas de regeneração centram-se principalmente em **duas abordagens principais** para a regeneração periodontal[4]:

1) A primeira é a introdução de um material de "enchimento" no defeito, na esperança de induzir a regeneração óssea.
2) Alternativamente, estão a ser desenvolvidas técnicas para orientar e instruir os componentes celulares especializados do periodonto para participarem no processo regenerativo.

Implícito no objetivo está o entendimento de que **a regeneração**, ou seja, *a reconstituição da forma e da função dos tecidos lesionados,* é muito diferente da **reparação**, ou seja, *a restauração da continuidade do tecido sem a sua arquitetura e função originais,* e que ocorre frequentemente de forma natural no corpo após uma lesão.

Ao considerar a regeneração periodontal, pelo menos **quatro critérios** devem ser satisfeitos[3]:

1) Deve ser restabelecido um *selamento epitelial funcional* na porção mais coronal dos tecidos e não deve ter mais de 2 mm de comprimento.
2) *Novas fibras de tecido conjuntivo* (fibras de Sharpey) devem ser inseridas na superfície radicular previamente exposta.
3) *O novo cimento de fibra extrínseca acelular* deve ser reformado na superfície radicular previamente exposta.
4) A altura *do osso alveolar* deve ser restaurada até 2 mm da junção cemento-esmalte.

Existe agora a hipótese de que a abordagem simplista da introdução de um material de preenchimento num defeito ósseo periodontal não resulta na obtenção destes 4 critérios. Em vez disso, devem ser feitos esforços para recapitular na cicatrização de feridas os eventos cruciais que estiveram associados ao desenvolvimento original e à formação do periodonto. Com o objetivo acima referido em mente, defende-se que o caminho a seguir no campo da regeneração periodontal é através da aplicação dos princípios da engenharia de tecidos.

A Engenharia de Tecidos pode ser **definida** como "*uma combinação dos princípios e métodos das ciências da vida com os da engenharia, para desenvolver materiais e métodos de reparação de tecidos danificados ou doentes e para criar substitutos de tecidos completos*"

Origem da engenharia de tecidos

A prática inicial da medicina baseava-se em grande medida na gestão paliativa da dor e da angústia. À medida que a ciência contribuiu para esta arte, as abordagens farmacêuticas para alterar a fisiologia do corpo, as vacinas para prevenir doenças transmissíveis ou a cirurgia para remover partes doentes tornaram-se e continuam a ser, em grande parte, as terapias médicas padrão. Até há pouco tempo, a maioria dos cientistas e clínicos acreditava que o tecido humano danificado ou doente só podia ser substituído por um dador ou por peças totalmente artificiais. A engenharia de tecidos promete uma abordagem mais avançada em que os órgãos ou tecidos podem ser reparados, substituídos ou regenerados para soluções mais específicas.

Embora as actividades que se enquadram nos conceitos de engenharia de tecidos sejam praticadas há décadas, o termo *"engenharia de tecidos"* foi cunhado **numa reunião de bioengenharia da National Science Foundation (N.S.F.) em Washington D.C., em 1987**. Num workshop subsequente patrocinado pela N.S.F., foi formalmente definido como "*a aplicação de princípios e métodos de engenharia e ciências da vida, para obter uma compreensão fundamental das relações estruturais e funcionais em tecidos de mamíferos novos e patológicos, e o desenvolvimento de substitutos biológicos para restaurar,* *manter ou melhorar a função dos tecidos"* **(Shalak & Fox, 1988).**

Este termo foi originalmente criado para designar a construção, em laboratório, de um dispositivo contendo células viáveis e mediadores biológicos numa matriz sintética ou biológica que poderia ser implantada em doentes, para facilitar a regeneração de um determinado tecido. Mais recentemente, a definição foi alargada, passando a referir-se a qualquer tentativa de regeneração de tecidos no corpo, *quer realizada em laboratório quer diretamente no doente,* através da adição de mediadores e matrizes biológicos adequados.

Os termos *"engenharia de tecidos"* e *"biomimética"* são frequentemente utilizados como sinónimos, embora existam diferenças subtis nos seus significados. **A biomimética**, por um lado, é a ciência de reconstruir ou imitar processos ou tecidos naturais, na expetativa de que a regeneração se siga. Naturalmente, os processos naturais de cicatrização conduzem frequentemente a cicatrizes ou reparações, em vez de regeneração. **A engenharia de tecidos**, por outro lado, pode incluir a utilização de polímeros sintéticos para facilitar os processos iniciais de cicatrização. Na maioria dos casos, estes polímeros destinam-se a ser bioreabsorvidos e substituídos por tecidos fisiológicos naturais ao longo do tempo.

Promessa da engenharia de tecidos

Sendo uma ciência multidisciplinar destinada a restaurar a função biológica, quer através da reparação quer da regeneração, esta abordagem conduziu a uma vasta gama de **produtos potenciais** baseados no seu material de origem comum:

1) Tecidos ou órgãos humanos (por exemplo, tecidos autólogos ou alogénicos).
2) Tecidos ou órgãos animais (por exemplo, animais transgénicos ou xenotransplantes).
3) Células humanas ou de outros mamíferos processadas, selecionadas ou expandidas (por exemplo, células estaminais/progenitoras, terapias celulares genéticas e somáticas) com ou sem biomateriais.
4) Materiais totalmente sintéticos de origem biomimética.

Os produtos representativos destas classes de matérias-primas encontram-se em diferentes fases de desenvolvimento e incluem substitutos estruturais/mecânicos e metabólicos.

Os substitutos estruturais/mecânicos incluem construções de pele artificial, células expandidas para regeneração de cartilagem, ligamentos e tendões artificiais, substitutos de enxertos ósseos, produtos para regeneração de nervos, córnea e lentes artificiais e produtos para reparação de tecidos periodontais.

Os substitutos metabólicos incluem células de ilhotas pancreáticas implantadas e encapsuladas, produtos de engenharia para reparação/regeneração cardiovascular,

substitutos do sangue e células encapsuladas para restaurar a função de tecidos/órgãos.

Até à data, alguns destes produtos foram aprovados pela Food and Drug Administration (F.D.A.) dos EUA, enquanto muitos estão a ser objeto de investigação pré-clínica ou de avaliação regulamentar **(Hellman et al, 2000)**.

A regeneração do periodonto perdido tem sido, e continua a ser, o objetivo final da terapia periodontal. Ao longo dos anos, foram utilizadas muitas abordagens diferentes na tentativa de atingir este objetivo. O sucesso relativo destas abordagens também foi avaliado.

Na avaliação do resultado da terapia regenerativa, é importante poder determinar o tipo de cicatrização resultante.

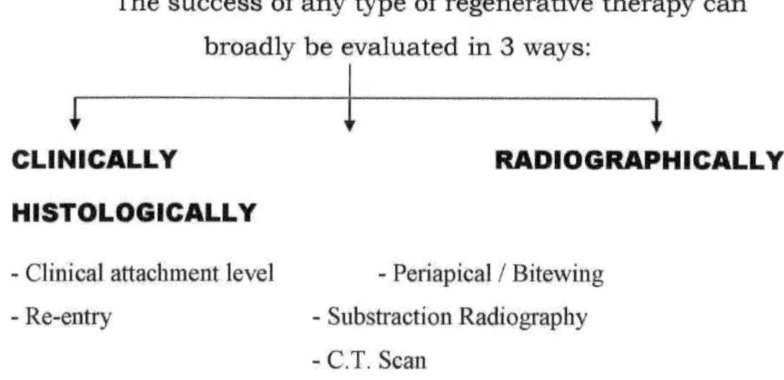

I) AVALIAÇÃO CLÍNICA:

A. **Ganho no nível de fixação clínica** - Este fator tornou-se amplamente aceite como um dos principais pontos finais da terapia regenerativa. No entanto, não mede com exatidão o nível coronal de ligação do tecido conjuntivo à superfície da raiz e pode também representar a resolução da inflamação tecidular e a reformação de fibras de colagénio do tecido, causando um aumento da resistência à penetração da sonda.[53]

B. **Procedimentos de reentrada** - Fornecem uma avaliação muito precisa do preenchimento ósseo no local tratado, mas não distinguem o osso que está ligado à superfície da raiz através do epitélio juncional ou de um ligamento periodontal.

II) AVALIAÇÃO RADIOGRÁFICA:

Atualmente, a radiografia constitui o único método não invasivo para avaliar as alterações nos tecidos duros em redor dos dentes. O exame radiográfico deve incluir tanto radiografias *"periapicais" paralelas* como radiografias *"bitewing" verticais*. No entanto, pelo menos 30% da massa óssea deve ser perdida na crista alveolar para que uma alteração na altura do osso seja evidente nas radiografias **(Ortman et al, 1982)**.

Os melhores resultados são claramente gerados quando as radiografias padronizadas são avaliadas utilizando técnicas radiográficas de substracção digital computorizadas, em que os programas de computador corrigem o brilho e o contraste diferentes e a distorção da imagem causada pela colocação da película.

Além disso, com a ajuda da Tomografia Computorizada de alta resolução, é possível avaliar uma interpretação tridimensional mais pormenorizada das lesões ósseas, bem como o resultado dos procedimentos regenerativos.

III) AVALIAÇÃO HISTOLÓGICA:

Este continua a ser o padrão de ouro para determinar a natureza do aparelho de fixação após procedimentos regenerativos. Foi sugerido que apenas a regeneração coronal a um entalhe colocado na extensão apical do cálculo identificado na superfície da raiz no momento da cirurgia, deve ser considerada uma prova válida de regeneração[56]. No entanto, trata-se de um procedimento invasivo.

No **Workshop Mundial de Periodontologia da Academia Americana de Periodontologia (1996)**, a presença dos seguintes critérios foi considerada na avaliação dos procedimentos clínicos quanto à sua capacidade de promover a regeneração:

1) Estudos histológicos controlados em animais que demonstram a formação de novo cemento, ligamento periodontal e osso.
2) Ensaios clínicos controlados em seres humanos que demonstram uma melhor fixação da sonda clínica e níveis ósseos.
3) Espécimes histológicos humanos.

Com base nestes critérios, é possível avaliar o sucesso

de várias modalidades de regeneração.

Visão geral dos procedimentos regenerativos

Até à data, foram utilizadas 5 modalidades regenerativas diferentes e as suas combinações na tentativa de conseguir a regeneração periodontal. As deficiências inerentes a todas estas abordagens levaram a que se percebesse a necessidade de utilizar a abordagem da engenharia de tecidos.

I) ABORDAGEM CIRÚRGICA:

Uma variedade de procedimentos cirúrgicos tem sido defendida para melhorar a resposta do tecido periodontal e alcançar a regeneração[47]. No entanto, independentemente do tipo de procedimento utilizado, os tecidos epiteliais proliferam sempre a um ritmo mais rápido do que os tecidos mesenquimatosos subjacentes, resultando na formação de um longo epitélio juncional que se fixa à superfície radicular. Um fator complicador deste tipo de resposta é que o epitélio oral em mamíferos adultos não parece promover a formação do cemento ou do ligamento periodontal, tal como o epitélio odontogénico durante o desenvolvimento do periodonto.

Embora possa ser compatível com um resultado clínico aceitável e com a saúde clínica, esta forma de cicatrização é classificada como reparação e não como regeneração, uma vez que a forma e a função originais dos tecidos não foram restauradas.

II) CONDICIONAMENTO DA SUPERFÍCIE DA RAIZ:

O conceito biológico para a utilização desta modalidade é que o tratamento ácido causa a desmineralização da superfície da raiz, expondo assim as fibrilas de colagénio da matriz dentinária **(Stahl, 1972)**[94]. Assumiu-se que as fibrilas de colagénio expostas podem interdigitar com as fibrilas de colagénio recém-formadas nos tecidos adjacentes[26,94].

Os vários agentes que foram experimentados são:

1) **ÁCIDOS** - Ácido cítrico, tetraciclina.

2) **DETERGENTES**- Cloreto de cetilpiridínio, Sódio-N-Lauroil Sarcosina.

3) **AGENTES QUELATIZANTES** - E.D.T.A., Ácido Egtazico.

4) **Factores de fixação** - Fibronectina.

Em 1982, **Polson & Caton**[79] transplantaram a raiz saudável para o periodonto reduzido e a raiz afetada pela periodontite / doente para o periodonto normal numa experiência em macacos Rhesus. A raiz saudável demonstrou a reinserção do tecido conjuntivo na superfície da raiz. No entanto, a raiz doente mostrou migração epitelial ao longo da superfície da raiz até um ponto apical à crista óssea alveolar. Concluiu-se a partir destes resultados que a superfície radicular patologicamente expressa, em vez de um periodonto reduzido, impedia a regeneração periodontal.

Assim, sugeriu-se que quando as superfícies radiculares afectadas pela periodontite desnudada são desmineralizadas com ácidos após a instrumentação mecânica, a superfície radicular resultante favorece a fixação de fibroblastos e de novo tecido conjuntivo.

Na década de 1980, o conceito de desmineralização ácida na terapia periodontal foi introduzido pela primeira vez como um **substituto** para a destartarização e remoção de cálculo **(Register A.A, 1976)**[83].

Na década de 1970, os relatórios sugeriram o ácido como **adjuvante** da remoção mecânica do cálculo e do cemento para a terapia periodontal **(Stewart HT, Younger WJ)**[29].

Box (1952) sugeriu, através de estudos histológicos, que a utilização da combinação **ácido cítrico-antiformina** resultava numa nova ligação à superfície da raiz, principalmente por facilitar a remoção do epitélio.

Register & Burdick (1975)[82] avaliaram vários ácidos quanto ao seu potencial para promover a fixação de novo tecido conjuntivo. Os ácidos testados foram **os ácidos clorídrico, lático, cítrico, fosfórico, T.C.A. e fórmico**. A cementogénese óptima ocorreu quando as raízes foram desmineralizadas com ácido cítrico pH 1,0 durante 2-3 minutos.

A tetraciclina foi estudada como um agente desmineralizante alternativo, com base em investigações in-vitro que demonstraram o efeito de soluções aquosas de HCl de tetraciclina em tecidos mineralizados. A análise por SEM, microradiografia e testes de microdureza indicaram que a tetraciclina produziu desmineralização das superfícies do esmalte [7,8].

Baker et al (1983)[3] estudaram a propriedade da substantividade. Foi demonstrado que a tetraciclina era libertada em concentrações que possuíam atividade antimicrobiana durante um período de 48 horas. Isto sugere que a dentina tratada com tetraciclina actua como um reservatório de libertação lenta de tetraciclina.

Terranova et al (1986)[100] demonstraram um aumento da ligação da fibronectina e, subsequentemente, facilitaram a fixação e o crescimento dos fibroblastos. As placas de dentina tratadas com tetraciclina favoreceram 3 vezes mais a fixação de fibroblastos à sua superfície do que a dentina tratada com ácido cítrico.

De acordo com **Labahn et al (1992)**[44], tanto a tetraciclina como o ácido cítrico removeram efetivamente a smear layer e produziram desmineralização. O ácido cítrico produziu alterações mais extensas em termos de morfologia da superfície e penetração na superfície do que a tetraciclina.

Kerry et al (1988) compararam a utilização de

fibronectina autóloga com a utilização de ácido cítrico, e os resultados indicaram que a utilização de ambos os materiais era promissora na promoção da reinserção após a terapia periodontal. No entanto, a lógica da utilização da fibronectina ainda não é clara, porque o soro contém níveis elevados de fibronectina **(Pearson et al, 1988)**[78].

Assim, no geral, a evidência histológica parece sugerir que a nova ligação do tecido conjuntivo e alguma regeneração limitada podem resultar do condicionamento da superfície da raiz. No entanto, o grau de previsibilidade do procedimento é limitado e pode, por vezes, causar **anquilose** e **reabsorção radicular**[61].

III) MATERIAIS DE ENXERTO:

O tratamento dos defeitos intra-ósseos tem-se centrado frequentemente apenas no defeito ósseo, o que levou à utilização de uma série de materiais de enxerto.

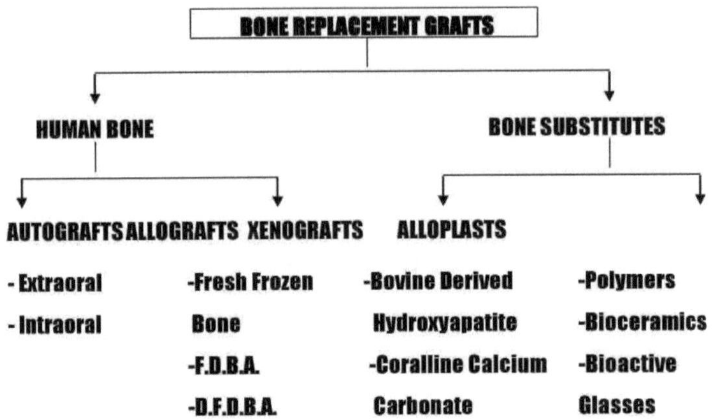

O conceito biológico subjacente à utilização destes materiais é o pressuposto de que o material pode ser..:

i) **Osteogénico:** que contém células formadoras de osso.

ii) **Osteoindutivo:** a matriz do material contém substâncias indutoras, que podem estimular tanto o recrescimento de novo osso como a formação de nova fixação[14].

iii) **Osteocondutor:** o material serve apenas de suporte para a formação de novo osso.

AUTOGRAFIAS:

A obtenção **intra-oral** de osso autógeno pode ser feita a partir de áreas edêntulas dos maxilares, locais de extração cicatrizados, tuberosidades maxilares ou áreas retromolares mandibulares.

Rivault et al (1971)[84] , num estudo realizado em macacos, observaram que os defeitos intra-ósseos preenchidos com lascas de osso autógeno intra-oral misturado com sangue **(coágulo ósseo)** cicatrizavam com nova formação óssea, mas não foi encontrado mais osso nesses defeitos experimentais do que o observado em defeitos de controlo semelhantes tratados com curetagem cirúrgica.

Em relatórios histológicos humanos, o preenchimento ósseo e a nova inserção foram observados coronalmente aos entalhes de referência colocados nas raízes tratadas no final apical do aplainamento radicular **(Hiatt et al, 1978)**[36]. Outros investigadores, no entanto, observaram um revestimento epitelial, que ocupou uma porção variável da superfície da raiz previamente doente **(Listgarten & Rosenberg 1979**[52]**, Moscow et al 19796**[9]**).**

Os resultados destes estudos indicam que o tratamento de defeitos ósseos periodontais com osso autógeno intra-oral pode resultar em regeneração periodontal, mas não de forma previsível.

A utilização de enxertos ósseos autógenos extra-orais na terapia periodontal foi feita por **Scallhorn**[87] em **1967**. Ele utilizou enxertos de medula da anca (medula da crista ilíaca) no tratamento de defeitos de furca e intra-ósseos.

A evidência histológica da regeneração periodontal em humanos após o uso de enxertos de medula da crista ilíaca foi fornecida por **Dragoo & Sullivan (1973)**[24].

Devido à morbilidade associada ao local do dador e ao facto de, por vezes, resultar em reabsorção radicular, os enxertos de medula da crista ilíaca não são atualmente utilizados na terapia periodontal regenerativa.

ALLOGRAFOS:

A necessidade de cruzamento e a probabilidade de transmissão de doenças praticamente eliminou a utilização de **enxertos alogénicos ilíacos congelados** em periodontia.

O aloenxerto ósseo liofilizado (F.D.B.A.) é um enxerto ósseo mineralizado que, através do processo de fabrico, perde a viabilidade celular, e é suposto promover a regeneração óssea através da osteocondução **(Goldberg & Stevenson, 1987)**. A liofilização também reduz acentuadamente a antigenicidade do material **(Quattlebaum et al, 1988)**.

Mellonig et al (1976)[66] foi o primeiro a utilizar o FDBA em defeitos ósseos periodontais. De 97 defeitos tratados, 23 manifestaram regeneração óssea completa, 39 mostraram mais de 50% de reparação óssea, 12 não demonstraram qualquer regeneração óssea. Estes dados indicaram que o FDBA poderia ser utilizado como potencial material de enxerto para o tratamento de defeitos ósseos periodontais.

Vários estudos em animais sugeriram que a desmineralização do aloenxerto de osso cortical **(D.F.D.B.A.)** aumenta o seu potencial osteogénico expondo as proteínas morfogenéticas ósseas (BMPs), que presumivelmente têm a capacidade de induzir as células hospedeiras a diferenciarem-se em osteoblastos **(Urist & Strates 1970, Mellonig et al 1981).**

No entanto, não foram encontradas diferenças estatísticas relativamente às alterações do nível de fixação e ao preenchimento ósseo quando se compararam os locais tratados com FDBA e os tratados com DFDBA **(Rummelhart et al, 1989)[86].**

Bowers et al (1989)[(11) forneceram] provas histológicas de regeneração após enxerto com DFDBA.

Os resultados controversos relativos ao efeito do DFDBA na regeneração periodontal, juntamente com as grandes diferenças no potencial osteoindutor do DFDBA disponível no mercado **(Schwarz et al, 1996)**, suscitaram preocupações quanto à aplicabilidade clínica do DFDBA.

XENOGRAFIAS:

A maioria dos estudos histológicos demonstrou que estas partículas de enxerto estão embebidas em tecido conjuntivo com formação óssea mínima **(Carranza et al, 1987).**

ALLOPLASTS:

Não existem ensaios clínicos controlados que demonstrem que o enxerto com **fosfato tricálcico** ou **polímeros** resulta em melhorias clínicas significativas para além da cirurgia de retalho isolada, enquanto vários relatórios indicaram que a **hidroxiapatite** ou **os vidros bioactivos** podem produzir mais ganhos de fixação do que o desbridamento do retalho aberto **(Galgut et al, 1992)**[28].

Não existem provas histológicas de que a utilização de materiais de enxerto aloplásticos ou sintéticos possa levar à regeneração periodontal em humanos.

Assim, embora a utilização de vários materiais de enxerto possa resultar em algum ganho nos níveis de inserção clínica e evidência radiográfica de preenchimento ósseo, uma avaliação histológica cuidadosa geralmente revela que esses materiais têm pouca capacidade osteoindutora e geralmente ficam envoltos em tecido conjuntivo fibroso denso. Além disso, o problemático epitélio juncional longo ainda parece se formar entre o enxerto e a superfície do dente[24]. Além disso, os procedimentos de enxerto baseiam-se no pressuposto de que as células derivadas do osso são necessárias para a regeneração, o que está em conflito com os nossos conhecimentos actuais, que implicam que as células do ligamento periodontal são o pré-requisito para a formação de novas ligações [105].

III) REGENERAÇÃO DE TECIDOS GUIADA:

A hipótese para esta modalidade foi originada por **Melcher (1976)**[65], que afirmou que o tipo de célula que repovoa a superfície radicular afetada pela periodontite determina a natureza da ligação que se formará.

A hipótese foi mais tarde estabelecida por **Nyman et al (1982)** [72], que sugeriram que o repovoamento seletivo das células do ligamento periodontal no espaço da ferida pode produzir novo cemento, desde que outras populações de células, como as células epiteliais ou os fibroblastos gengivais, sejam efetivamente excluídas. Assim, este procedimento utilizou uma membrana de barreira para atingir este objetivo.

A primeira membrana de barreira utilizada na cirurgia periodontal foi um **filtro de laboratório de acetato de celulose (papel)**. A utilização do filtro de papel (Millipore®) em 1982 por **Nyman et al** forneceu a primeira evidência histológica humana de regeneração periodontal em resposta ao GTR[72]. Desde então, foram utilizadas várias barreiras feitas de uma variedade de materiais.

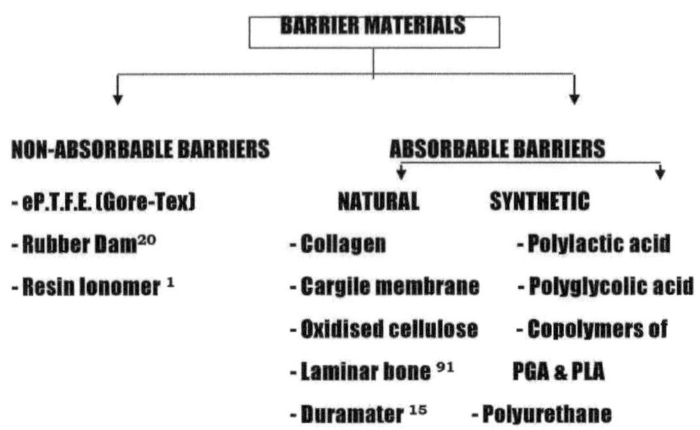

Vários relatos de casos, séries de casos e ensaios clínicos controlados demonstraram resultados bem sucedidos após o tratamento com GTR de uma variedade de defeitos periodontais. Estes resultados foram confirmados em **experiências com animais**, envolvendo o tratamento com GTR de defeitos intra-ósseos **(Caton et al, 1992)**[18], defeitos de furca **(Araujo et al, 1996)**[2] e defeitos de recessão **(Cortellini et al, 1991)**[22].

A evidência histológica em humanos de que a regeneração do aparelho de fixação em raízes previamente afectadas por periodontite pode ser alcançada através da técnica GTR foi fornecida em vários outros relatórios após o estudo inicial de Nyman em 1982 **(Gottlow et al 1986**[31]**, Cortellini et al 1993**[21]**, Schulean et al 1999**[88]**)**.

No entanto, independentemente do tipo de barreira utilizada, existem algumas desvantagens inerentes a esta técnica. As melhorias clínicas obtidas por este procedimento são de pequena magnitude e apresentam grande variabilidade[13]. Um outro fator complicador é o desenvolvimento de infeção após a colocação da membrana de barreira, juntamente com a incapacidade de selar os tecidos cicatrizados do ambiente oral. Além disso, a avaliação da regeneração periodontal por meios histológicos nem sempre tem mostrado bons resultados para a RTG.

Em resumo, pode considerar-se que a GTR tem sido uma abordagem útil porque estimulou a reflexão sobre o desenvolvimento de procedimentos terapêuticos baseados em teorias biológicas; no entanto, as suas deficiências manifestam-se devido à sua limitada previsibilidade clínica.

IV) FACTORES DE CRESCIMENTO:

Mais recentemente, foi investigada a aplicação nas superfícies radiculares de uma variedade de factores de crescimento e diferenciação para estimular o repovoamento celular dos defeitos periodontais. No entanto, problemas no seu isolamento e purificação, bem como o desenvolvimento de um veículo de entrega adequado, limitaram a sua utilização na prática clínica.

Assim, esta modalidade está a dar os primeiros passos e é necessária mais investigação antes de se tornar uma realidade prática. Os factores de crescimento serão abordados mais pormenorizadamente na secção moléculas de sinalização.

Conclusão

Apesar da utilização de uma variedade de técnicas regenerativas, a regeneração periodontal previsível continua a ser um objetivo ilusório. Estes fracassos estimularam os esforços para a aplicação dos conhecimentos actuais da biologia celular e molecular, da biologia do desenvolvimento e dos princípios da engenharia de tecidos à regeneração periodontal.

Um constituinte inestimável do aparelho de fixação periodontal é o osso alveolar. A importância deste tecido vivo é evidenciada, em pequena escala, pelos muitos volumes escritos sobre ele. Um olhar sobre a estrutura do osso fornece uma visão sobre a origem do conceito de engenharia de tecidos.

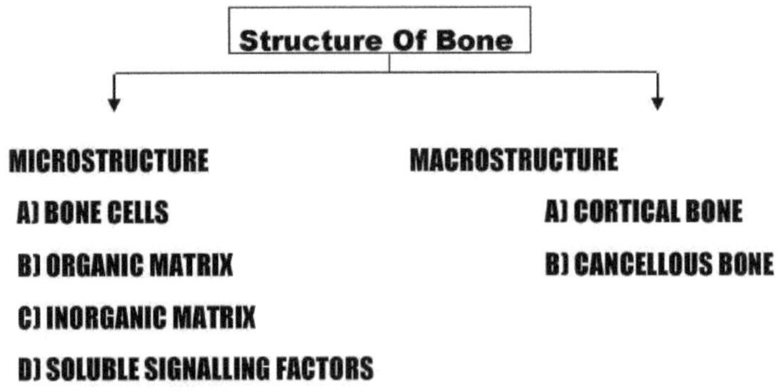

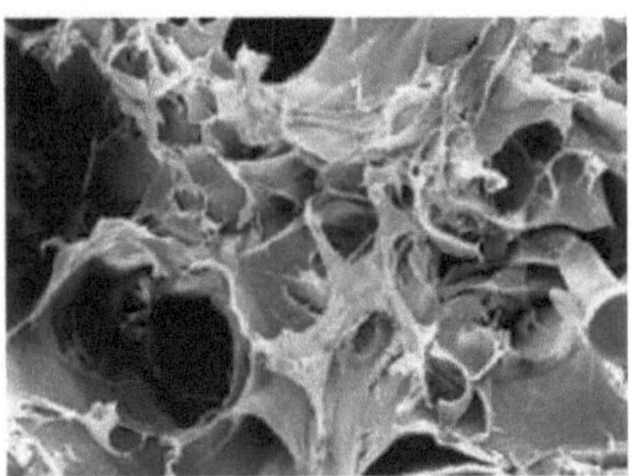

A macroestrutura do osso é constituída por um osso cortical exterior e um osso esponjoso interior. O osso cortical pode ser do tipo lamelar ou haversiano. As células ósseas presentes no osso são os osteoblastos, os osteócitos e os osteoclastos. A matriz orgânica é constituída por componentes não colagénicos (glicoproteínas e proteoglicanos) e pelo componente colagénico . A matriz inorgânica é constituída por iões de cálcio e fosfato, enquanto as moléculas de sinalização solúveis são constituídas pelas Proteínas Morfogenéticas Ósseas, presentes na matriz orgânica.

O conceito que tem maior interesse em relação à engenharia de tecidos é a matriz orgânica. Como estrutura operacional, a fase orgânica do osso pode ser vista como uma **matriz extracelular** em estado sólido **(E.C.M.)**, que fornece uma superfície de acoplamento para células, expressando factores solúveis.

Dos dois componentes da matriz orgânica (ou seja, o colagénio e o não colagénio), foi o intenso interesse no componente não colagénio do osso (especialmente a descoberta de B.M.P.s) que lançou a crescente disciplina da engenharia de tecidos[32].

Cicatrização de feridas periodontais

O conceito de engenharia de tecidos está intimamente associado aos eventos que ocorrem durante a cicatrização de feridas periodontais. Os eventos celulares durante a cicatrização de feridas recapitulam a maioria, mas não todos, os eventos celulares da embriogénese. O sistema periodontal é único, porque, para que as novas fibras de tecido conjuntivo se insiram no cemento e no osso, os componentes de cicatrização dos tecidos moles e duros do periodonto têm de ser coordenados e integrados.

A cicatrização dos tecidos danificados por qualquer tipo de lesão (incluindo a cicatrização após uma cirurgia) envolve uma série de fases que se sobrepõem e que incluem:

I) Fase da Inflamação

II) Fase de formação do tecido de granulação

III) Fase de Remodelação dos Tecidos

I) FASE DE INFLAMAÇÃO:

A: Fase Inflamatória Precoce - Aquando do encerramento da ferida, o sangue coagulado preenche o espaço entre o dente posicionado transgengivalmente e o retalho. Em segundos, as proteínas plasmáticas, principalmente o fibrinogénio, precipitam-se nas superfícies da ferida e fornecem uma base inicial para a aderência de um coágulo de fibrina. Os factores de crescimento libertados pelos grânulos alfa das plaquetas desgranuladas são um sinalizador para os leucócitos polimorfonucleares, linfócitos, monócitos e macrófagos. No espaço de um minuto, estes neutrófilos infiltram-se no coágulo a partir do retalho mucogengival e fagocitam o tecido necrótico lesado.

B: Fase Inflamatória Tardia - Dentro de 3 dias, o infiltrado de neutrófilos diminui gradualmente, enquanto o influxo de macrófagos aumenta. Os macrófagos contribuem para o desbridamento da ferida, removendo os RBCs mortos, os neutrófilos e os resíduos de tecido, para além de libertarem factores de crescimento.

II) FASE DE FORMAÇÃO DO TECIDO DE GRANULAÇÃO:

3-5 dias após a lesão, desenvolve-se um blastema de reparação (ou seja, tecido de granulação) constituído por: novos vasos sanguíneos, isótipos de colagénio (III e IV) e células (fibroblastos e macrófagos). O significado clínico desta fase é que a ligação selectiva dos factores de crescimento ao colagénio (presente no tecido de granulação) pode localizar, proteger e posicionar temporariamente os factores de crescimento, para otimizar as interações célula-fator.

III) FASE DE REMODELAÇÃO DOS TECIDOS:

Esta fase continua a partir do 7º dia até um mínimo de

6-8 meses após a lesão. Requer um mecanismo pelo qual as fibras de colagénio se ligam ao cemento instrumentado. Este processo pode apresentar uma série de variações:

1) Em primeiro lugar, o tecido conjuntivo em cicatrização pode reconhecer a superfície instrumentada como um corpo estranho. À semelhança de um processo de encapsulamento, as fibras de colagénio formam feixes paralelos à superfície da raiz - designados **por adesão de colagénio.**

2) Em segundo lugar, a raiz desnudada pode estimular a diferenciação dos cementoblastos, que depositarão um tecido duro no qual as fibras de colagénio podem ser ancoradas.

3) Em terceiro lugar, pode ser iniciada **uma atividade de reabsorção**. Esta parece ser geralmente de natureza superficial e transitória e é normalmente seguida, no espaço de algumas semanas, pela deposição de cemento.

4) Por fim, pode desenvolver-se **anquilose**, principalmente na região cervical.

Se os tecidos danificados cicatrizam por regeneração ou são reparados por tecido cicatricial (ou seja, epitélio juncional longo) depende da disponibilidade de três factores:

a) os tipos de células adequados

b) mediadores solúveis da função celular que activam estas células

c) uma matriz extracelular em evolução.

Estes 3 componentes dos tecidos são designados **por Tríade da engenharia de tecidos.** Estes nem sempre estão presentes em quantidades suficientes na ferida em cicatrização e têm de ser suplementados de forma exógena.

Tissue Engineering Triad

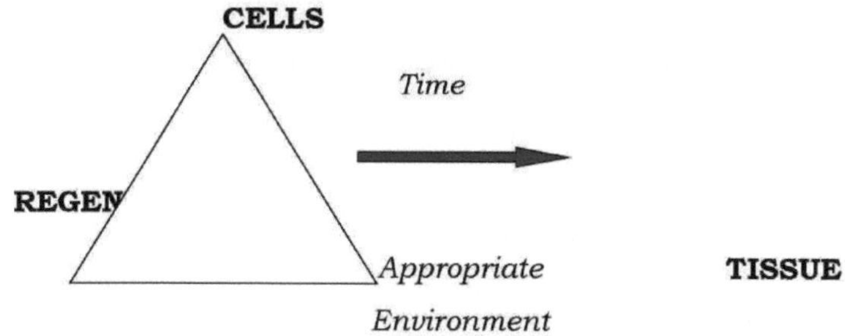

SCAFFOLDS *SIGNALLING MOLECULES*

Utilizando estes três componentes dos tecidos, podem ser desenvolvidas estratégias de engenharia de tecidos. A questão seguinte é saber se esta engenharia de tecidos deve ser efectuada **in-vivo** ou **in-vitro.**

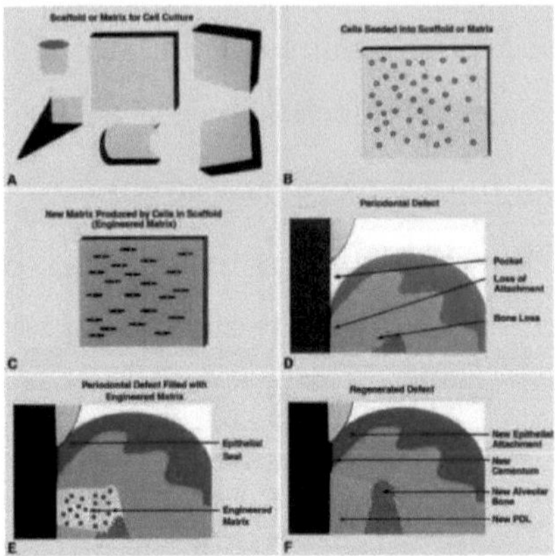

A **abordagem in-vitro** (como ilustrado acima) refere-se à construção em laboratório de tecido vital e à sua subsequente implantação no corpo do hospedeiro. Uma das vantagens desta abordagem é a capacidade de examinar os tecidos à medida que se vão formando e de efetuar medições específicas dos tecidos. Através da engenharia de tecidos in vitro de tecidos como o osso, a necessidade de recrutamento de células específicas para o local é negada e a previsibilidade da regeneração é melhorada, ultrapassando assim muitas das limitações das terapias convencionais.

Uma desvantagem é a ausência de um ambiente fisiológico. No entanto, a principal desvantagem é a *necessária incorporação funcional* do tecido implantado com o tecido hospedeiro após a implantação. Isto requer uma remodelação (ou seja, degradação e formação de novos tecidos) nas interfaces do implante com os tecidos do hospedeiro. Este indica a vantagem óbvia da regeneração de tecidos in vivo, em que a incorporação ocorre à medida que os tecidos são formados.

Isto constituiu a base da engenharia de tecidos, que inclui atualmente a implantação de matrizes porosas, semeadas com células e moléculas de sinalização adequadas, para facilitar a regeneração de tecidos in vivo.

No entanto, uma desvantagem da **abordagem in vivo** da engenharia de tecidos é que os tecidos regenerados podem ser deslocados ou degradados pelas forças mecânicas que actuam normalmente no local, antes de o tecido regenerado estar completamente formado e incorporado.

A engenharia de tecidos envolve inerentemente a recriação de uma estrutura de tecido tridimensional a partir de uma fonte de células derivadas de uma fonte endógena do doente (por exemplo, cicatrização de feridas ósseas) ou de um dador (por exemplo, pele). Os biomateriais (suportes) são utilizados para orientar a organização, o crescimento e a diferenciação das células no processo de formação de tecidos funcionais e fornecem sinais físicos e químicos.

Como mencionado anteriormente, os tecidos são compostos por células, matriz extracelular insolúvel (MEC) e moléculas solúveis que servem como reguladores da função celular. A matriz extracelular (M.E.C.) é normalmente composta por 3 componentes:

1) Colagénio

2) Glicoproteína

3) Proteoglicanos

Este E.C.M. é específico para cada tipo de célula[103]. Por exemplo:

CELL TYPE	COLLAGENS	GLYCOPROTEIN	PROTEOGLYCAN
Fibroblast	Type I, III	Fibronectin	Chondroitin Sulphate
Epithelial	Type IV	Laminin	Heparan Sulphate
Chondrocyte	Type II	Chondronectin	Chondroitin Sulphate

A MEC é importante para o crescimento e para a função dos vários tipos de células envolvidas. Por exemplo, a laminina não suporta a fixação de fibroblastos e a fibronectina não permite a fixação de células epiteliais. Assim, a abordagem de conceção na engenharia de tecidos tem sido a utilização de matrizes que servem como análogos da MEC do tecido a ser projetado.

As matrizes utilizadas na engenharia de tecidos são basicamente estruturas porosas, que servem de suporte tridimensional para células e moléculas de sinalização.

Requisitos básicos de um andaime

I) REQUISITOS BIOMECÂNICOS:

1) **Manutenção do espaço** - O andaime deve ter uma rigidez suficiente para resistir ao colapso dos tecidos moles para dentro do defeito.
2) **Funções de barreira ou de exclusão** - De acordo com os princípios da regeneração tecidular guiada, uma matriz de engenharia deve excluir quaisquer componentes tecidulares indesejados (por exemplo, epitélio) e promover o crescimento, a diferenciação e a maturação dos tecidos desejados (cemento, ligamento periodontal e osso). Um dos principais objectivos da engenharia de tecidos não deve ser a exclusão total do epitélio do local, mas sim encorajá-lo a formar uma vedação biológica rápida e bem sucedida para proteger os frágeis tecidos regeneradores subjacentes.
3) O material do andaime deve poder ser processado em **formas tridimensionais** irregulares.

II) REQUISITOS BIOLÓGICOS:

O material do andaime deve ser biocompatível com os tecidos a regenerar ou biodegradável, permitindo a sua substituição gradual por tecido regenerado.

1) A matriz deve permitir uma rápida colonização por

células do fenótipo desejado e também a neovascularização uma vez implantada no defeito. Assim, as caraterísticas de conceção têm de incluir considerações sobre a porosidade e o tamanho dos poros, tanto para a fixação e incorporação de células in vitro, como para a maturação subsequente do tecido durante a regeneração in situ.

2) A matriz pode também servir como um regulador insolúvel da função celular através da sua interação com outros receptores celulares.

Vários tipos de materiais têm sido utilizados na engenharia de tecidos como matrizes na tentativa de alcançar a regeneração periodontal.

TYPES OF MATRICES

ABSORBABLE **NON-ABSORBABLE**

1) SYNTHETIC POLYMERS **1) SYNTHETIC**

POLYMERS

- Polylactic Acid (P.L.A.) - Polytetra

fluoroethylene

-Polyglycolic Acid (P.G.A.) **2) SYNTHETIC**

CERAMICS

2) NATURAL POLYMERS - Calcium Phosphate

- Collagen (Types I,II,III,IV)

- Fibrin

- Chitosan

3) MINERAL NATURAL

- Osso anorgânico

No entanto, de entre a multiplicidade de materiais testados, apenas alguns satisfizeram os requisitos necessários numa matriz de engenharia de tecidos, e isso também não em grande medida.

Cerâmica de fosfato de cálcio sintético

Estas foram implementadas como materiais matriciais para facilitar a regeneração in vivo **(Bucholtz et al 1987).** As duas formas mais utilizadas destas biocerâmicas são:

1) Fosfato tricálcico

2) Hidroxiapatite.

1) Fosfato tricálcico: Trata-se de uma forma porosa de fosfato de cálcio, sendo a forma mais comummente utilizada o β-CTP. O potencial problema com a utilização deste material era o facto de sofrer frequentemente dissolução físico-química após a implantação. *O mecanismo de dissolução* sugerido foi o facto de as partículas de TCP poderem provocar a ativação de fagócitos que, por sua vez, estimulam outras células e uma resposta inflamatória. Os agentes produzidos por este processo poderiam acelerar o processo de degradação.

2) A hidroxiapatite sintética: Os problemas associados ao TCP levaram ao desenvolvimento desta segunda forma de biocerâmica. A justificação para o desenvolvimento deste material baseou-se, em parte, no facto de que, como o mineral que ocorre naturalmente no osso é a hidroxiapatite, os implantes sintéticos do mesmo material seriam biocompatíveis com o tecido ósseo. Embora seja geralmente considerado um material não reabsorvível, a hidroxiapatite sintética também demonstrou sofrer dissolução físico-química, embora a um ritmo muito lento. Por conseguinte, estas substâncias podem ser consideradas funcionalmente como implantes de longa duração, especialmente quando são incorporadas no osso.

O problema da hidroxiapatite é o facto de ter um módulo de elasticidade muito elevado, o que a torna uma estrutura muito rígida. Isto altera geralmente a distribuição das forças mecânicas nos tecidos circundantes, afectando assim a remodelação induzida pelo stress do osso vizinho.

Além disso, existe atualmente uma maior consciência de que *o mineral ósseo não é a hidroxiapatite (HA), mas sim uma apatite carbonatada deficiente em cálcio*[55].

Este facto levou a tentativas de reproduzir o mineral ósseo em laboratório através da incorporação de carbonato na rede de hidroxiapatite **(Ison et al, 1993).** No entanto, a microestrutura única da matriz extracelular do osso é determinada pelo modelo orgânico do colagénio e pela libertação inicial de vesículas contendo fosfato de cálcio, explicando assim porque é que "o mineral ósseo não pode ser reproduzido em laboratório". Este facto levou à fundamentação da abordagem de *desorganização do osso* para produzir mineral ósseo natural como substância de implante.

Osso desorganizado ou osso anorgânico

Este é o esqueleto de hidroxiapatite **(Bio-Oss® , Osteograf®**) que retém a estrutura microporosa e macroporosa do osso cortical e esponjoso, remanescente após a extração química ou a baixa temperatura do componente orgânico. Normalmente, o mineral ósseo bovino é utilizado para este fim. Estudos demonstraram que as partículas de mineral ósseo natural implantadas em defeitos apresentam um maior grau de incorporação no tecido ósseo do hospedeiro **(Jensen et al, 1996)** e têm um módulo de elasticidade composto mais próximo do osso natural **(Patel et al, 1996).**

Histologicamente, os enxertos de osso inorgânico bovino falharam devido a rejeição[68], provavelmente porque os métodos anteriores utilizavam extração química com detergente, que deixava proteínas residuais e, por conseguinte, produzia reacções adversas e resultados clinicamente inaceitáveis[25]. O osso anorgânico derivado de bovino atualmente disponível é desproteinado, o que favorece a reabsorção mediada por células.

Co-polímeros de ácido poliláctico e ácido poliglicólico

A desvantagem aparente destes poli (α-hidroxi) ácidos é a sua degradação por hidrólise, resultando em produtos de decomposição que são maioritariamente metabolizados em dióxido de carbono e água através do ciclo de Kreb.

O ácido poliglicólico é o que se degrada mais rapidamente, enquanto o ácido poliláctico (L-lactido) é o mais estável in vitro. Assim, a modificação do poli (L-lactido) por reticulação ou adição de D-lactido resulta em materiais que têm uma degradação mais rápida, diminuindo assim a desvantagem do poli L-lac de degradação lenta.

Estes co-polímeros foram utilizados como material de barreira (fibra de poliglactina 910, um co-polímero de glicolida e L-lactida - proporção molar de 90/10 é utilizada para preparar uma malha firmemente tecida) - **Vicryl® Periodontal Mesh**, e também como um aloplast **(Fisiograft®).**

Colagénio

O colagénio é definido como uma proteína com 3 cadeias polipeptídicas, conhecidas como cadeias α, cada uma contendo pelo menos um trecho da sequência repetitiva de aminoácidos Gly-Xaa-Yaa, em que Xaa e Yaa podem ser qualquer aminoácido, mas frequentemente prolina e hidroxiprolina.

O colagénio constitui quase um terço de todas as proteínas do corpo, sendo responsável por quase 60% do tecido conjuntivo gengival e 90% da proteína total do osso. *Existem pelo menos 19 isotipos de colagénio, codificados por pelo menos 25 genes separados, dispersos por pelo menos 12 cromossomas..:* ***O tipo I*** *está associado ao osso e é o mais abundante (90% do colagénio total do corpo),* ***o tipo II*** *à cartilagem,* ***os tipos III e V*** *ao tecido de granulação,* ***os tipos IV e VI*** *à matriz endotelial e* ***o tipo X*** *à cartilagem hipertrófica*[55].

O colagénio intrínseco participa na cicatrização dos tecidos moles e dos ossos. **O colagénio exógeno** apresenta uma atividade hemostática, é capaz de atrair e ativar neutrófilos e fibroblastos e interage com várias células durante a remodelação dos tecidos e a cicatrização de feridas. Estas actividades biológicas fazem do colagénio um biomaterial atrativo.

O colagénio, utilizado em dispositivos médicos, é

derivado de várias **fontes animais**, incluindo *pele de bovino, tendão, intestino ou intestino de ovelha.* Foram analisados vários aspectos do colagénio como um biomaterial. Os géis de colagénio de tipo I foram investigados pelas suas propriedades de preenchimento de espaços, bem como pela sua capacidade de reabsorção e libertação de mediadores biológicos putativos em situações de cicatrização de feridas. Foram também utilizadas suturas à base de colagénio e esponjas hemostáticas. As barreiras de colagénio reabsorvível têm sido utilizadas clinicamente para procedimentos de R.T.G., embora a sua combinação com modificadores biológicos não tenha sido explorada[68]. Além disso, **a esponja de colagénio absorvível (ACS)** tem sido utilizada como transportador de rhBMP-2[55].

Foi demonstrado que uma sequência sintética de 15 aminoácidos **(P-15)**, com semelhanças estéricas com o local de ligação celular do colagénio tipo I, promove a ligação dependente da concentração de fibroblastos dérmicos humanos em cultura a material ósseo bovino anorgânico (ABM), ao qual a sequência P-15 foi adsorvida **(ABM P-15 ou PEP-GEN).** Num estudo clínico multicêntrico, os resultados do ABM P-15 foram considerados melhores do que o DFDBA ou o desbridamento com retalho aberto **(Yukna et al, 1998)**[110].

No entanto, as matrizes de colagénio têm uma

resistência fraca, taxas de degradação imprevisíveis e uma resposta imunológica devido a uma reação xenogénica ou alogénica.

Quitosano

(Poli-N-Acetil-Qlucosaminoglicano)

O quitosano é um biopolímero de hidratos de carbono extraído da quitina[42]. A quitina é o biopolímero natural mais abundante, logo a seguir à celulose. O quitosano é produzido através do tratamento da quitina com álcalis fortes e quentes, o que resulta na desacetilação da quitina. A disponibilidade do quitosano numa variedade de formas úteis, incluindo soluções, pós, flocos, géis e películas, juntamente com as suas propriedades químicas e biológicas únicas, fazem dele um biomaterial muito versátil. Os modelos animais demonstraram a sua capacidade para melhorar a hemostase[43] e a cicatrização de feridas.

EFEITO NA REGENERAÇÃO PERIODONTAL:

Foi demonstrado que a quitina melhora a formação óssea, aumentando o número de colónias formadoras de osso derivadas de células estaminais mesenquimais.

O mecanismo de ação sugerido é que o quitosano tem caraterísticas estruturais semelhantes às dos glicosaminoglicanos, especificamente do ácido hialurónico, que se encontram nas matrizes extracelulares de muitos tecidos, pelo que pode imitar o seu comportamento funcional. Por outro lado, o quitosano pode interferir com a função das células que inibem a formação óssea, como os fibroblastos, e facilitar indiretamente a osteogénese.

O quitosano tem sido utilizado em combinação com outros materiais para aumentar o crescimento ósseo. Foram desenvolvidas misturas auto-endurecedoras de quitosano e hidroxiapatite, bem como de quitosano e fosfato beta-tricálcico, para utilização como **pastas de preenchimento ósseo**, para o tratamento de defeitos periodontais e aumento de cristas edêntulas[43]. O quitosano/fosfato tricálcico foi utilizado como material de transporte para o fator de crescimento derivado das plaquetas (P.D.G.F.- β), bem como para a cultura de osteoblastos de células calvárias fetais de rato[109].

Em **resumo**, pode dizer-se que nenhum material até à data foi capaz de satisfazer todos os requisitos ideais de um material de andaime, sendo necessária mais investigação neste domínio.

Um dos principais objectivos da engenharia de tecidos é a *construção in-vitro de tecido vital transplantável.* As células osteogénicas podem ser obtidas através de uma biopsia atraumática e amplificadas num suporte tridimensional adequado in vitro. Subsequentemente, a construção osteogénica poderia ser enxertada no hospedeiro para regenerar o osso. Um "transplante autólogo com engenharia de tecidos vitais" seria um material de enxerto superior. No entanto, há muitas questões que têm de ser resolvidas antes de esta abordagem se tornar uma realidade.

A regeneração periodontal envolve vários **tipos de células:**

1) **Células epiteliais:** para a formação do epitélio juncional .
2) **Fibroblastos:** para a formação dos tecidos conjuntivos moles da gengiva e do ligamento periodontal.
3) **Cementoblastos:** para a cementogénese.
4) **Osteoblastos:** para a formação óssea.
5) **Células endoteliais:** para a angiogénese.

Em muitos tecidos, o número e a atividade mitótica das células precursoras são tão elevados que, normalmente, existe uma ampla fonte de células precursoras para povoar os suportes implantados para a regeneração dos tecidos. Assim, as matrizes, por si só ou com os factores de sinalização adequados, podem servir para facilitar a regeneração. As células exógenas só podem ser indicadas em casos especiais, quando a proliferação das células precursoras é impedida, ou quando a sua reserva foi muito diminuída por cirurgia anterior ou doença concomitante.

Modos de fornecimento

Quando indicado, existem dois modos de fornecer células

exógenas ao defeito:

1) A sua incorporação em matrizes implantáveis, que assegura a sua localização no local de tratamento, sendo o conceito designado por **sementeira de células**.
2) Uma alternativa é injetar uma **suspensão de células** num compartimento selado que contenha o defeito.

O conceito de sementeira de células está atualmente a ser investigado para utilização em periodontia.

Origem das células

A fonte de células utilizada pode ser:

1) **Células autólogas** (células do próprio hospedeiro)
2) **Células alogénicas** (células de um dador)
3) **Células xenogénicas** (células de uma espécie diferente)
4) **Células estaminais:** *alogénicas* (derivadas do feto ou do adulto) ou *autólogas* (derivadas do adulto).

A escolha da fonte de células influencia muitos parâmetros de conceção, tais como os requisitos de cultura e as estratégias de distribuição.

Parte-se frequentemente do princípio de que a utilização de **células autólogas** implica uma manipulação mínima e a máxima segurança para o hospedeiro, devido ao facto de serem utilizadas as suas próprias células. Isto não é totalmente correto, uma vez que *os processos de cultura e os reagentes podem alterar as células, independentemente da sua origem.*

Quando se utilizam **células alogénicas**, é necessário ter em conta o potencial de resposta imunitária e de transmissão de doenças. Recentemente, foi proposto que *as células estromais da medula óssea* podem diferenciar-se em cultura em osteoblastos.

Foram efectuados estudos sobre a cultura de osteoblastos, tendo-se demonstrado que os osteoblastos obtidos da calvária fetal de ratos formam osso quando semeados em esponjas de fosfato tricálcico de quitosano / [109]. Além disso, foram isoladas células semelhantes a osteoblastos humanos[59] a partir de tecido calvário fetal humano e cultivadas em estruturas de poli-D, L-lac tide e fibra cerâmica fundida com sílica. A presença de um fenótipo semelhante a osteoblastos pode ser estabelecida medindo a diferença na atividade basal da fosfatase alcalina.

Classicamente, o estudo das células ósseas tem-se centrado na colheita e cultura de linhas celulares *derivadas de osteossarcoma de ratazana, rato fetal e calvária de ratazana.* Estas linhas celulares podem não ser adequadas para extrapolação para o tecido humano. Por conseguinte, as células precursoras semelhantes a osteoblastos derivadas da calvária fetal humana podem ser uma fonte inestimável para avaliar abordagens de engenharia de tecidos para restaurar o osso na cavidade oral.

Em última análise, com as técnicas de engenharia de tecidos, poderá ser possível obter o tipo de células desejado através de uma biópsia atraumática de cada doente, expandido in vitro utilizando técnicas de cultura de células com construções tridimensionais especialmente concebidas e depois utilizado para enxertar o defeito específico. Dependendo do facto de o tecido a restaurar ser derivado de condroblastos, osteoblastos, células estaminais mesenquimatosas, fibroblastos, células epiteliais ou células endoteliais vasculares, o êxito da construção depende em grande medida da capacidade do tipo de células desejado para proliferar e permanecer viável durante o processo de amplificação in vitro.

Limitações da sementeira de células

O conceito de sementeira de células ainda está a dar os primeiros passos. Os estudos sobre culturas de células são limitados e *centram-se principalmente nos osteoblastos*. É preciso lembrar que outras células para além dos osteoblastos, especialmente os cementoblastos, também desempenham um papel importante na regeneração periodontal.

Além disso, o conceito de sementeira de células tem como *principal objetivo a regeneração de tecidos in vitro,* pelo que as questões relacionadas com a incorporação destes tecidos nos tecidos do hospedeiro após a implantação ainda não foram resolvidas.

Outra questão que continua por resolver é a de saber se se devem utilizar **células em proliferação** (derivadas de tecido embrionário) ou **células diferenciadas** (derivadas de tecido adulto) na engenharia de tecidos. A principal diferença entre o tecido embrionário e o tecido adulto é a frequência das divisões celulares. Nos tecidos adultos, a proliferação ocorre apenas durante a reparação dos tecidos e para compensar a carga mecânica e fisiológica. Em comparação com o tecido adulto, o tecido embrionário em crescimento apresenta apenas uma quantidade mínima de diferenciação funcional.

A capacidade de controlar a proliferação e diferenciação celular é, atualmente, um dos aspectos mais limitantes mas importantes da engenharia de tecidos celulares. É necessário desenvolver conhecimentos técnicos e competências neste domínio, para que a engenharia de tecidos se torne uma realidade bem sucedida **(Bilbo et al, 1993; Paranteau, 2000).**

As moléculas de sinalização ou modificadores biológicos são materiais ou proteínas e factores que têm o potencial de alterar eventos celulares chave no tecido hospedeiro, estimulando ou regulando o processo de cicatrização de feridas. Estes agentes têm o potencial de promover a regeneração periodontal através de uma variedade de **interações célula-tecido**, incluindo a promoção:

1) Migração celular
2) Anexo
3) Proliferação celular
4) Diferenciação celular
5) Síntese de matrizes

Mode Of Action

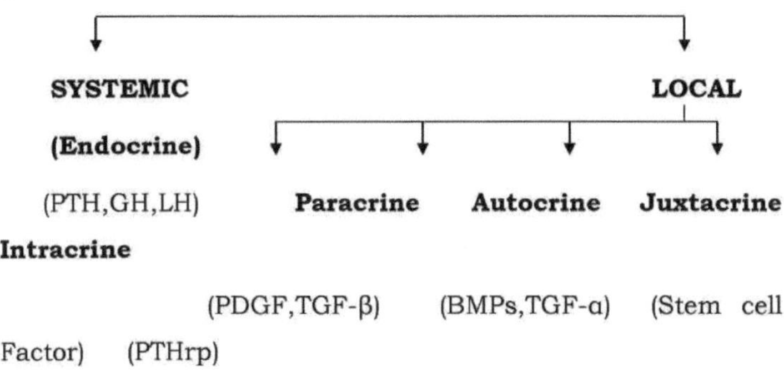

ENDOCRINAS: São segregadas por um tipo de célula e deslocam-se na corrente sanguínea até uma célula-alvo distante para exercerem a sua função.

PARACRINA: Implica a produção de um fator por uma célula com receptores presentes noutra célula no microambiente local.

AUTOCRINA: São sintetizadas por uma célula, segregadas numa forma solúvel fora da célula, ligam-se depois a receptores de superfície na mesma célula para evocar um efeito.

JUXTACRINA: O fator produzido pela célula de origem

está ligado à superfície celular e requer o contacto com a célula-alvo para evocar uma resposta.

INTRACRINA: Um fator é produzido por uma célula e não é segregado, mas actua intracelularmente para facilitar o seu efeito.

Revisão da literatura

Terranova et al (1981)[101] mostraram que, na ausência de factores de fixação (fibronectina, laminina), as células sintetizavam os seus próprios factores e eram capazes de se fixar, mas a um ritmo muito mais lento. Assim, é possível que a laminina e a fibronectina possam promover a reinserção dos tecidos periodontais nas superfícies radiculares.

Smith et al (1987)[93] estudaram os efeitos da aplicação de ácido cítrico e fibronectina-laminina no tratamento da periodontite e concluíram que foram encontradas diferenças significativas com valores aumentados tanto para o tecido conjuntivo regenerativo como para o osso quando a cirurgia mais o ácido cítrico foram seguidos da aplicação de fibronectina-laminina.

Narayanan et al (1988)[70] estudaram o efeito combinado do fator de crescimento transformador-β e de outros mediadores inflamatórios na síntese de colagénio e concluíram que a ação do TGF-β e a extensão da estimulação do colagénio são influenciadas por outros mediadores e que esses mediadores podem desempenhar um papel na formação e regeneração do tecido conjuntivo periodontal.

Lynch et al (1989)54 foram os primeiros a relatar resultados in vivo que indicam que os factores de crescimento polipeptídicos, o fator de crescimento derivado das plaquetas (PDGF) e o fator de crescimento semelhante à insulina-I (IGF-I) podem estimular a regeneração periodontal.

Wang et al (1993)[104] estudaram o efeito da proteína morfogenética óssea na osseointegração de implantes de titânio e os resultados sugeriram que os implantes tratados com BMP bovina são capazes de formar novo osso de estrutura normal a um ritmo mais rápido e este novo osso está estreitamente adaptado à superfície do implante.

Heijl et al (1997)(34), no seu estudo sobre o derivado da matriz do esmalte, concluíram que a utilização adjuvante do derivado da matriz do esmalte poderia constituir uma tecnologia regenerativa com potencial para uma verdadeira regeneração periodontal.

Takiguchi et al (1999)[96] investigaram o efeito da prostaglandina E2 na diferenciação osteoblástica estimulada pela proteína morfogenética óssea humana recombinante-2 (rh BMP-2) em células de cultura do ligamento periodontal humano (HPLC) e os resultados sugeriram que a ação da rh BMP-2 na diferenciação osteoblástica pode ser modulada pela prostaglandina E2 de forma autócrina e parácrina.

Strayhorn et al (1999)[95], no seu estudo para determinar os efeitos de um extrato de baixo peso molecular de proteína óssea bovina contendo BMPs 2,3,4,6,7,12 & 13 isoladamente ou em combinação com PDGF ou IGF na diferenciação de osteoblastos in-vitro, mostraram que a proteína óssea bovina, o PDGF e o IGF influenciaram a atividade celular de forma diferente e, assim, levantaram a possibilidade de a combinação de factores poder aumentar a atividade biológica das células.

Carloss et al (2000)[17], no seu estudo descritivo e histométrico em cães, mostraram que o fator básico de crescimento de fibroblastos (b-FGF), especialmente em pequenas doses, pode aumentar os resultados regenerativos em lesões de furca de Classe III, levando a um maior preenchimento destes defeitos com tecidos mineralizados e não mineralizados.

CLASSIFICATION

They can broadly be classified into 3 categories:

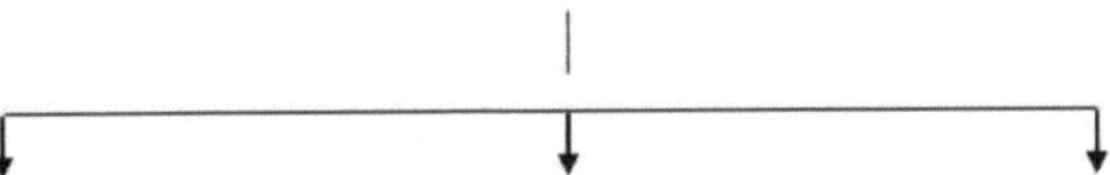

Growth & Differentiation **Extracellular Matrix Proteins**

Mediators of

Factors **& Attachment Factors**

Bone Metabolism

Factores de crescimento e de diferenciação

Os factores de crescimento que desempenham um papel importante na regeneração periodontal são: *1) Fator de crescimento derivado de plaquetas (P.D.G.F.), 2) Fator de crescimento semelhante à insulina (I.G.F.), 3) Fator de crescimento transformador-β (T.G.F.-β), 4) Fator de crescimento de fibroblastos, 5) Proteínas morfogenéticas ósseas (B.M.P.s).*

1) FACTOR DE CRESCIMENTO DERIVADO DE PLAQUETAS (F.G.P.):

QUÍMICA: A P.D.G.F. consiste em 2 cadeias polipeptídicas ligadas por dissulfureto que são codificadas por 2 genes diferentes - P.D.G.F.- A e P.D.G.F.-B.

FORMAS: Consequentemente, o PDGF pode existir como um heterodímero (AB) ou como um homodímero (AA, AB). Estas 3 isoformas de PDGF têm propriedades de ligação únicas às subunidades receptoras de PDGF, α e β, que se encontram na membrana celular.

EFEITOS: O efeito primário do PDGF é o de um mitogénico que inicia a divisão celular. Assim, foi caracterizado como um **fator de competência**, ou seja, um fator de crescimento que torna uma célula competente para a divisão celular. Um **fator de progressão**, como o I.G.F.-1, é então necessário para induzir a mitose. O PDGF também provoca a replicação das células endoteliais, causando a formação de novos capilares (angiogénese). Tem também um efeito quimiotático nos fibroblastos do ligamento periodontal e nos osteoblastos.

PRODUÇÃO: Vários tipos de células produzem PDGF, incluindo plaquetas desgranuladas, células musculares lisas, fibroblastos, células endoteliais, macrófagos e queratinócitos.

Estudos demonstraram que **os osteoblastos** proliferam em resposta ao PDGF sem a adição de outros factores[16]. Resultados semelhantes foram encontrados com **células do ligamento periodontal**[73].

2) FACTORES DE CRESCIMENTO SEMELHANTES À INSULINA (IGF-I,II):

- São factores de crescimento peptídicos com semelhanças bioquímicas e funcionais com a insulina.

- As células ósseas produzem e respondem aos IGF's, e o

osso é um armazém para estes factores na sua forma inativa.

- São mitogénicos e, nos sistemas fibroblásticos, aparecem como **factores de progressão**. Nos sistemas de células ósseas, estimulam tanto a proliferação de pré-osteoblastos como a diferenciação de osteoblastos, incluindo a síntese de colagénio de tipo I . Assim, o IGF aumenta tanto o número de células que sintetizam osso, como a quantidade de matriz extracelular depositada por cada célula.

As combinações de PDGF e IGF foram testadas em sistemas periodontais **(Lynch et al, 1989)**. A combinação poderia potenciar o crescimento de vários tipos de tecidos, combinando um fator de competência com um fator de progressão.

3) TRANSFORMADOR DO FACTOR DE CRESCIMENTO-β:

- Trata-se de um fator de crescimento multifatorial, estruturalmente relacionado com os B.M.P.s, mas funcionalmente bastante diferente.

- Demonstrou-se que é quimiotático para as células ósseas e pode aumentar ou diminuir a sua proliferação, dependendo do estado de diferenciação das células, das condições de cultura e da concentração de TGF-β aplicada.

- In-vivo, produz nova cartilagem e/ou osso, se injetado na proximidade do osso; no entanto, não induz a formação de novo osso quando implantado longe de um local ósseo.

- Apesar dos seus efeitos no aumento do osso, não foram comunicados dados positivos sobre a cicatrização in vivo num contexto periodontal.

4) FACTORES DE CRESCIMENTO DE FIBROBLASTOS:

- Trata-se de uma família de, pelo menos, 9 produtos genéticos relacionados, dos quais 2 membros principais são o FGF ácido (a-FGF ou FGF-1) e o FGF básico (b-FGF ou FGF-2).

- Pode estimular as células endoteliais e a migração e proliferação das células do ligamento periodontal, bem como a estimulação da replicação das células ósseas.

- O b-FGF é mais potente do que o a-FGF e pode atuar através da estimulação de outros factores de crescimento como o TGF-β.

5) PROTEÍNAS MORFOGENÉTICAS ÓSSEAS (BMPs):

DESCOBERTA: Urist, em 1965, relatou que extractos de proteínas do osso, implantados em animais em locais não ósseos, induziam a formação de nova cartilagem e tecido ósseo. O extrato proteico continha múltiplos factores e foi designado por Proteína Morfogenética Óssea.

PURIFICAÇÃO: Embora a atividade indutora de osso da matriz óssea tenha sido reconhecida por Urist, só após uma purificação extensiva do osso bovino[102] e subsequente clonagem molecular **(Ozkaynak et al, 1990)** é que se tornou claro quais as proteínas responsáveis por esta atividade.

ESTRUTURA E CLASSIFICAÇÃO:

As BMPs são sintetizadas em grandes proteínas precursoras, incluindo **a sequência líder secretora** (que permite que a proteína saia da célula), um **grande domínio pró-peptídico** e a **região carboxiterminal** de 100-130 resíduos de aminoácidos que constituem a parte ativa ou madura da molécula. Dentro desta região encontram-se 7 resíduos de cisteína, posicionados de forma semelhante a outros membros da família TGF-β.

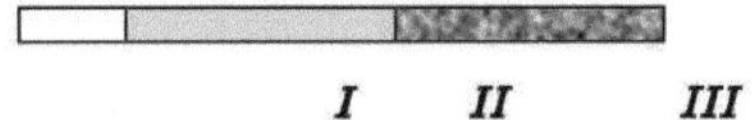

I: LEADER SEQUENCE

II: PROPEPTIDE DOMAIN

III: CARBOXY-TERMINAL REGION

Até à data, **foram isoladas** pelo menos **15 BMPs**. Existem homologias entre as BMPs com base nas sequências de aminoácidos.

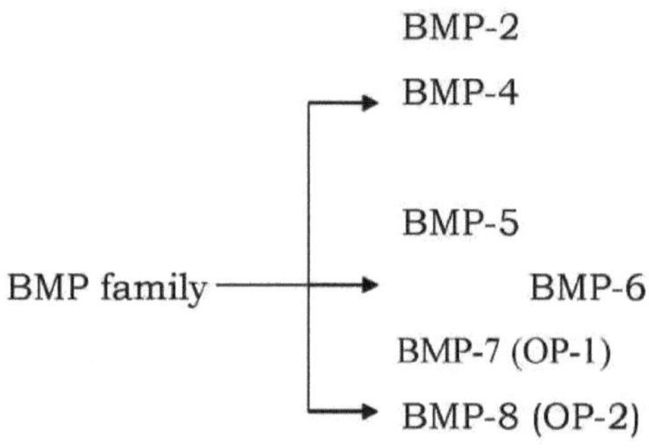

BMP-3 (Osteogenin)

A BMP-1, devido à sua sequência de aminoácidos, não pode ser classificada como pertencente à superfamília do TGF-β. Não é capaz de induzir a formação óssea[48]. Várias outras moléculas, incluindo BMP-2, BMP-4, BMP-5, BMP-6 e BMP-7, são osteoindutoras.

MODOS DE PREPARAÇÃO:

Foram utilizados 2 modos de preparação:

1) Têm sido utilizadas preparações derivadas de **osso bovino ou humano**, que contêm uma mistura complexa de moléculas de BMP e possivelmente outros factores e proteínas.

2) MÉTODOS DE ADN RECOMBINANTE-

Muitos dos progressos recentes da genética médica

resultaram da aplicação de tecnologias de ADN recombinante . É agora possível excisar genes humanos e inseri-los em vectores humanos adequados. O gene humano, **quando recombinado com o ADN do vetor de clonagem**, pode ser replicado, transcrito e traduzido. Este método foi utilizado para a produção de **BMP-2 recombinante (rh BMP-21 e BMP-7 recombinante (rh BMP-7).**

Produção de BMP-2 recombinante

(Por Tecnologia de ADN Recombinante)

As proteínas recombinantes são produzidas a partir de um de vários **sistemas de expressão celular:** *bactérias, células de insectos ou células de mamíferos.* A BMP-2 humana recombinante é produzida utilizando um sistema de expressão de células de mamíferos, o que permite a execução proficiente das modificações pós-traducionais que estão presentes nas BMPs humanas.

Para produzir uma linha celular que exprima BMP-2, a sequência de codificação ou cDNA da BMP-2 é ligada a um promotor forte e a um marcador seletivo. Esta construção é então transfectada para a célula hospedeira e é criada uma série de linhas celulares. De entre estas, é selecionada uma que exprime níveis elevados de proteína.

As células de ovário de hamster chinês (CHO) são o hospedeiro de eleição . Como as células de mamíferos sintetizam uma variedade de factores de crescimento, são capazes de sintetizar e segregar a BMP ativa. Este processo inclui várias etapas:

1) Síntese de cadeias polipeptídicas precursoras.

2) Redobramento e dimerização corretos destas cadeias, e

3) Glicosilação da proteína.

A proteína é então secretada para fora da célula para o meio condicionado, no processo em que o pró-peptídeo é removido da porção madura da proteína em sequências específicas de aminoácidos.

Para a **produção farmacêutica de proteínas recombinantes**, a linha celular rh BMP-2 é expandida e congelada em várias alíquotas, de modo a que as células iniciais idênticas possam ser utilizadas durante décadas. Uma alíquota é gradualmente aumentada para um grande volume de meio de crescimento. O meio é então colhido, as células são removidas por filtração e a rh BMP-2 é purificada por cromatografia em coluna. Finalmente, a rh BMP-2 é esterilizada por ultrafiltração antes de ser colocada em frascos e liofilizada.

Para aplicação clínica, é utilizado um implante de rh

BMP-2 combinado com uma **esponja de colagénio absorvível (ACS)**[55]. rh BMP-7 também é produzido de forma semelhante.

O processo foi ilustrado com a ajuda de uma figura (onde a tecnologia de ADN recombinante é utilizada para a produção de uma vacina) e um fluxograma que mostra as etapas da produção de rhBMP.

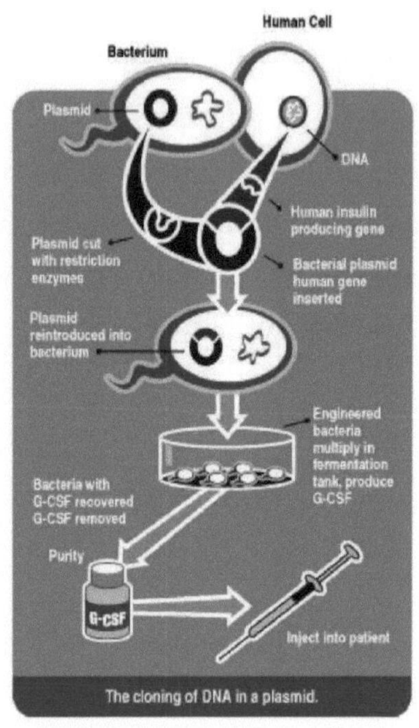

The cloning of DNA in a plasmid.

rh BMP-2 PRODUCTION

cDNA CODING FOR rh BMP-2
↓
TRANSFECTED INTO HOST CELL (CHO CELL)
↓
rh BMP-2 SECRETED
↓
STORED IN ALIQUOTS & FROZEN
↓
PUT IN GROWTH MEDIUM & HARVESTED
↓
rh BMP-2 REMOVED BY FILTRATION
↓

PURIFIED BY COLUMN CHROMATOGRAPHY

PLACED IN VIALS & LYOPHILIZED

A literatura recente tem-se centrado na utilização de factores de crescimento recombinantes para efeitos de regeneração periodontal.

Markopoulou et al (2003)[60] avaliaram o efeito da **rhBMP-2** na proliferação celular e na taxa de diferenciação osteoblástica, medindo a incorporação de [3H] timidina e a atividade da fosfatase alcalina, respetivamente, em células do ligamento periodontal humano (hPDL). Os resultados mostraram que a rhBMP-2 promove a diferenciação osteoblástica das células hPDL, sendo os efeitos máximos registados nos 4th e 5th, e diminui a proliferação celular. Além disso, foi demonstrado que a rhBMP-2 pode ser eficazmente combinada com DFDBA.

Lee et al (2003)[49] avaliaram o efeito da **rhBMP-2** carregada numa membrana feita de poli (L-lactido) e fosfato tricálcico (PLLA/TCP) no aumento ósseo num modelo de calvária de coelho. A cinética de libertação da rhBMP-2 da membrana foi determinada in-vitro utilizando um imunoensaio de BMP-2 humana. Os resultados demonstraram que as membranas de PLLA/TCP carregadas com rhBMP-2 podem resultar num aumento ósseo adicional.

Nevins et al (2003)[71], num estudo histológico em defeitos de furca e interproximais de Classe II em humanos, avaliaram o efeito do **rhPDGF-BB** incorporado no DFDBA na regeneração periodontal. A avaliação histológica foi feita 9 meses após a cirurgia e revelou regeneração periodontal em 4 dos 6 defeitos interproximais e em todos os 4 defeitos de furca tratados. Assim, foi sugerido que a utilização de rhPDGF-BB purificado misturado com aloenxerto ósseo resulta numa regeneração periodontal robusta.

Papadopoulos et al (2003)[76] avaliaram os efeitos mitogénicos do **PDGF** em células do ligamento periodontal humano, cultivadas com diferentes aloenxertos. Foram utilizados 2 aloenxertos humanos DFDBA de osso cortical e esponjoso, e um enxerto não desmineralizado (FDBA) de osso esponjoso. Os resultados demonstraram respostas proliferativas das células do ligamento periodontal significativamente maiores aos aloenxertos de osso desmineralizado (DFDBA) quando combinados com PDGF-BB. Estes resultados sugerem o papel benéfico do FDBA como agente sinérgico com o PDGF-BB na promoção da regeneração periodontal.

CONCLUSÃO:

As implicações para a utilização de BMPs para corrigir defeitos ósseos existentes causados pela doença periodontal são enormes. Os materiais atualmente disponíveis para enxertos e reparação óssea são inadequados em muitos aspectos. Assim, ter uma substância ilimitada disponível para formar osso verdadeiro, que se integre com as estruturas circundantes, seria o ideal e, com o desenvolvimento de sistemas de administração adequados, poderá em breve tornar-se uma realidade.

RAZÕES PARA O DESENVOLVIMENTO E UTILIZAÇÃO DE PROTEÍNAS DA MATRIZ DO ESMALTE:

A dentina da raiz humana é coberta por cemento de fibra extrínseca acelular (AEFC) nas regiões cervical e média[10], e esta disposição espacial indica que o cemento acelular é mais afetado pela destruição periodontal. Portanto, um resultado regenerativo periodontal verdadeiro bem sucedido pressupõe a formação de AEFC em raízes previamente doentes. No entanto, é o cemento celular que é regularmente depositado nas superfícies radiculares após enxerto ósseo[12], terapia GTR[2,98], ou aplicação de BMPs, sugerindo uma forma elaborada de reparação, em vez de regeneração[58].

Com o objetivo de ultrapassar esta desvantagem, foi desenvolvido um **derivado da matriz do esmalte (EMDOGAIN®**). Os derivados da matriz do esmalte (EMD) são compostos principalmente por *extractos ácidos de amelogeninas numa solução aquosa viscosa de alginato de propilenoglicol a pH 5,5*[32]. As amelogeninas são uma família de proteínas da matriz extracelular que regulam a iniciação e o crescimento dos cristais de hidroxiapatite durante a mineralização do esmalte. Estas proteínas permaneceram essencialmente inalteradas durante a evolução. Por conseguinte, existe uma grande homogeneidade entre **as proteínas do esmalte porcino** e **humano**[67].

EFEITOS NA CICATRIZAÇÃO DE FERIDAS PERIDONTAIS:

Estudos in vitro demonstraram que a EMD afecta *a fixação celular, a mitogénese, a biossíntese e a diferenciação.* Foram revelados vários mecanismos de ação da EMD a nível celular e foram comunicadas respostas diferentes para vários tipos de células. As superfícies revestidas com EMD melhoraram a fixação dos fibroblastos do ligamento periodontal[56,77], mas não tiveram qualquer efeito nos fibroblastos gengivais[77] e nas células epiteliais[56], indicando um comportamento seletivo considerado vantajoso nas fases iniciais da cicatrização. Também estudos demonstraram que as células mesenquimais do folículo dentário desenvolvem uma matriz de tecido duro que se acredita ser o cemento, quando expostas às proteínas da matriz do esmalte[32].

Assim, foi colocada a hipótese de que a aplicação cirúrgica de emdogain em superfícies radiculares doentes previamente expostas pode formar uma matriz extracelular natural que controla os processos regenerativos, imitando os processos de desenvolvimento embrionário num contexto clínico. No entanto, também foram encontrados outros factores de crescimento, por exemplo, BMPs, no EMD, e estes podem ser responsáveis pelo seu efeito[39].

EVIDÊNCIA CLÍNICA PARA A UTILIZAÇÃO DE DERIVADOS DA MATRIZ DO ESMALTE:

O conceito de regeneração guiada por EMD (EBR) foi introduzido na comunidade periodontal no ano de **1997** através de uma série de relatórios científicos. A eficácia clínica do EMD em termos de medidas de sondagem e ganho ósseo radiográfico foi demonstrada pela primeira vez em 2 estudos multicêntricos realizados por um grupo de investigadores escandinavos **(Heijl et al 1997[35], Zetterstrom et al 1997[111])**.

Relatos de casos publicados por vários clínicos e investigadores confirmaram a descoberta inicial de que a aplicação do EMD em lesões intra-ósseas profundas promove um ganho significativo do nível de inserção clínica (NIC), redução da profundidade de sondagem (PD) e regeneração óssea **(Heden et al, 1999)**[33].

Vários estudos verificaram a superioridade clínica do RGE em relação ao desbridamento com retalho aberto (OFD) quando o EMD foi utilizado com um material de transporte **(Pontoriero et al, 1999)**[80]. O EMD também demonstrou ser superior quando utilizado sem um suporte **(Froum et al, 2001)**[27].

Foram relatados resultados terapêuticos equivalentes em estudos em que o tratamento com EMD foi comparado diretamente com procedimentos regenerativos estabelecidos, utilizando uma variedade de barreiras bioabsorvíveis e não absorvíveis, incluindo membranas de polilactida **(Pontoriero et al, 1999)**[80], barreiras de copolímero de polilactida-poliglicolida **(Schulean et al, 2000)**[89], colagénio **(Pietuska MD, 2001)** e membranas de politetrafluoroetileno expandido (ePTFE) **(Silvestri et al, 2000)**[92].

Factores de ligação

FIBRONECTINA-

A fibronectina, uma grande glicoproteína presente no soro, cuja principal função é auxiliar na fixação das células à matriz extracelular, tem sido aplicada na cicatrização periodontal. Os resultados obtidos, no entanto, não são promissores. Além disso, o soro já contém níveis elevados de fibronectina.

Outra desvantagem é o facto de esta terapia ser dirigida a um aspeto da regeneração periodontal, a crença de que o aumento da ligação do tecido conjuntivo também levará a um aumento do ligamento periodontal e da formação óssea.

Mediadores da formação óssea

Vários agentes, que afectam o crescimento do osso, têm sido utilizados isoladamente ou com os factores de crescimento acima mencionados, para aumentar a regeneração periodontal.

1) PROSTAGLANDINAS:

São geralmente considerados como **agentes de reabsorção óssea**, mediando a atividade de citocinas, como a Interleucina-1 e o Fator de Necrose Tumoral-α. No entanto, também têm efeitos positivos na formação óssea. Estudos in vivo demonstraram que *as prostaglandinas aumentam a formação óssea periosteal e endosteal,* sugerindo a possibilidade de aumento do osso alvelolar com este agente[62].

2) GLUCOCORTICÓIDES:

Os glucocorticóides, como a **dexametasona**, têm, tal como as prostaglandinas, efeitos complexos diretos e indirectos no metabolismo ósseo. Sabe-se que a administração crónica de glucocorticóides resulta em perda óssea, através de uma depressão na função dos osteoblastos. No entanto, aumenta a atividade de alguns factores de crescimento e aumenta sinergicamente a diferenciação das células osteoblásticas e, consequentemente, a formação de tecido ósseo.

3) BIFOSFONATOS:

São uma classe de agentes farmacêuticos estruturalmente semelhantes ao **pirofosfato**, um produto natural do metabolismo humano presente no soro e na urina que tem propriedades quelantes do cálcio.

MECANISMO DE ACÇÃO:

Tal como o pirofosfato, os bifosfonatos ligam-se aos cristais de hidroxiapatite do osso e impedem tanto o seu crescimento como a sua dissolução.

CLASSIFICAÇÃO:

Bisfosfonatos de 1ª geração - caracterizados por cadeias laterais de alquilo. Por exemplo, *o etidronato.*

Bisfosfonatos de 2ª geração - caracterizados por um grupo amino terminal. Por exemplo, *o alendronato e o pamidronato.*

Bisfosfonatos de 3rd geração - caracterizados por cadeias laterais cíclicas. Por exemplo, *o risedronato.*

As propriedades anti-reabsortivas dos bifosfonatos aumentam cerca de 10 vezes entre gerações de medicamentos.

UTILIZAÇÃO NO TRATAMENTO DA PERDA ÓSSEA ASSOCIADA À PERIODONTITE:

Tanto a aplicação sistémica como a aplicação tópica de bisfosfonatos inibe a reabsorção óssea, pelo que pode ajudar no tratamento da perda óssea associada à periodontite. Também foram realizados estudos que demonstraram que o bisfosfonato, **alendronato,** pode inibir a reabsorção óssea induzida como resultado da elevação do retalho e do fenómeno regional acelerado (R.A.P.) que lhe está associado[99].

UTILIZAÇÃO COMO AGENTE ESTIMULANTE DOS OSSOS:

Estudos recentes[99] demonstraram que um dos bifosfonatos de primeira geração, o **etidronato**, pode ser utilizado para acelerar a formação óssea. **(osteoaceleração)**, se usado de forma pulsátil. O raciocínio para isto é o facto de o etidronato ser capaz de inibir a mineralização reversivelmente, consequentemente estimulando a formação de matriz osteoide, e após a remoção, a mineralização, asseguraria um aumento líquido no volume total do osso, que seria mais densamente mineralizado.

Assim, no futuro, os bifosfonatos podem ser utilizados em conjunto com as terapias regenerativas.

Limitações na utilização de moléculas de sinalização para a utilização da

Embora estes factores tenham sido amplamente estudados, *o conhecimento da sua biologia ultrapassa o conhecimento de como administrar estes agentes para obter resultados óptimos.* Estas moléculas de sinalização encontram-se em quantidades insuficientes e durante um período de tempo insuficiente durante a cicatrização de feridas periodontais. Assim, estes materiais têm de ser fornecidos exogenamente num suporte adequado que deve ser capaz não só de incorporar estes agentes sem perda de atividade, mas também de os manter no defeito por um período prolongado. Como já foi referido, nenhuma das matrizes disponíveis foi capaz de preencher estes critérios. A nova abordagem da terapia génica foi sugerida para ultrapassar esta desvantagem.

Um problema com a atual administração de factores de crescimento às feridas periodontais é a semi-vida extremamente curta destes factores. Este facto pode ser atribuído a:

1) Decomposição proteolítica.
2) Endocitose mediada por receptores.
3) Solubilidade do veículo de distribuição.

Por conseguinte, a utilização de sistemas de entrega de ADN pode servir como método alternativo para direcionar as proteínas para o local da ferida. O termo "**terapia**

genética" referia-se originalmente ao tratamento de doenças através de manipulação genética. Mais recentemente, as potencialidades da terapia genética foram alargadas para incluir a terapia de defeitos em locais (por exemplo, osso) [64].

Expressão génica e síntese proteica

Os genes são partes específicas do ADN que codificam as proteínas.

O seu papel na síntese proteica pode ser ilustrado da seguinte forma[4]:

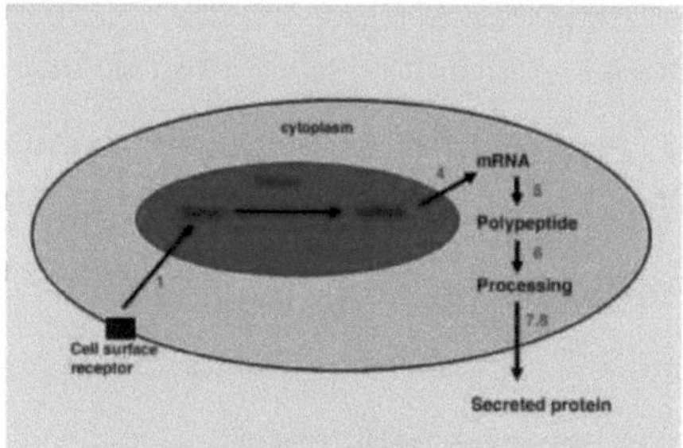

ETAPAS

1) Ativação da transcrição através de receptores de superfície celular.
2) Transcrição do código de ADN em ARNm.
3) Processamento do ARNm em preparação para o transporte para o citoplasma.
4) Transporte do ARNm para o citoplasma.

5) Tradução do ARN e síntese de péptidos.

6) Elongação de polipéptidos.

7) Modificações pós-tradução.

8) Transporte para e através da membrana celular.

Em cada fase da expressão genética, existe uma oportunidade de controlo e regulação da síntese proteica.

Transferência de genes

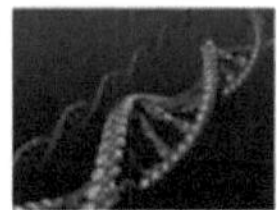

A **transdução** (ou seja, a transferência do fragmento genético) para células-alvo adequadas (ou seja, osteoblastos) representa o primeiro passo crítico na terapia genética. Consequentemente, uma consideração importante na avaliação do potencial da terapia genética para utilização na regeneração periodontal é a conceção e construção dos vectores adequados.

Existem duas formas gerais de transferir genes:

1) Vectores mediados por vírus: - abordagem ex-vivo

- abordagem in vivo

2) ADN nu utilizando plasmídeos.

1) VECTORES MEDIADOS POR VÍRUS:

- Os vectores virais são agentes infecciosos naturais para a transferência de informação genética.

- Os principais vectores virais atualmente utilizados na clínica baseiam-se em **adenovírus** modificados. Além disso, registaram-se progressos substanciais com os **lentivírus, os vírus do herpes e os vírus híbridos.**

MECANISMO DE ACÇÃO:

- Estes vírus baseiam-se em sequências virais para "infetar" as células-alvo com o ADN de interesse. As sequências de ADN transferidas são integradas de forma estável no ADN cromossómico das células-alvo, que produzem a proteína pretendida (fator de crescimento) durante um período de tempo prolongado.

APLICAÇÃO CLÍNICA:

Esta abordagem está a ser utilizada para desenvolver métodos ex-novo de transferência de genes que codificam BMPs. Em estudos in-vitro[38] e em modelos animais, foi demonstrado que vários tipos de células diferentes - como os fibroblastos osteogénicos (da gengiva humana e da polpa dentária) e os mioblastos, bem como os osteoblastos - podem expressar o gene BMP-7 depois de serem infectados com um vetor adenoviral. Estas células são então capazes de se diferenciar em células formadoras de osso quando colocadas num defeito ósseo in vivo.

Foi investigada uma estratégia em que o gene PDGF-A foi inserido num vetor viral de expressão transitória (ou seja, adenovírus) para o direcionamento do gene para células quiescentes e replicantes[30]. Os dados sugerem que a transferência de genes para um tipo de célula putativa que participa na regeneração periodontal (neste caso, cementoblastos) pode ser eficazmente conseguida por períodos de tempo alargados in-vitro.

Outra estratégia tem sido a entrega direta do gene desejado in-vivo às células e tecidos do doente através de um vetor adenoviral, em vez de terapias genéticas ex-vivo. A transferência genética do gene BMP-2 e do gene PDGF foi efectuada por este método, tendo resultado na síntese de ADN e na proliferação celular.

2) TRANSFERÊNCIA UTILIZANDO ADN NU:

O inconveniente da utilização de vectores virais é que o perfil de expressão genética seria provavelmente diminuído in vivo devido à resposta imunitária citotóxica dos linfócitos T do hospedeiro. Este aspeto pode ser ultrapassado utilizando **ADN plasmídico (ADN extracromossómico)** para a micro-semeadura das células da ferida in vivo. No entanto, esta modalidade de transferência de genes tem sido objeto de menos investigação.

Conclusão

O desenvolvimento de técnicas de transferência de genes pode representar uma **segunda geração de terapias de factores de crescimento** para a administração a longo prazo de proteínas recombinantes nas feridas periodontais. Assim, poderá ser possível administrar com maior precisão os factores de crescimento durante o período de tempo em que são expressos após a lesão (ou seja, **até 2 semanas**, como demonstrado para o PDGF e as BMPs), do que com o atual procedimento de aplicação exógena (ou seja, **algumas horas**).

No entanto, é necessário mais trabalho para otimizar o fornecimento de factores de crescimento, maximizando a duração e a extensão da expressão genética; para otimizar o número de células transduzidas por genes; e, em última análise, para determinar se a cicatrização de feridas periodontais pode ser melhorada por técnicas de transferência de genes.

Assim, embora a terapia genética ofereça muitas perspectivas promissoras para o futuro, o desenvolvimento das estratégias continua a ser um desafio.

Uma das aplicações mais utilizadas da engenharia de tecidos é no domínio da **dermatologia**, onde a possibilidade de obter uma grande quantidade de tecido dérmico-epidérmico a partir de uma pequena porção da pele do mesmo doente num curto período de tempo permitiu o tratamento de queimaduras extensas. O cultivo de queratinócitos humanos, tal como descrito por **Rheinfold e Green** em meados dos anos 70, melhorou a terapia e o prognóstico destes casos. Foram posteriormente desenvolvidas folhas de queratinócitos cultivados suportadas por uma camada fibroblástica.

Este conhecimento pode agora ser aplicado à Periodontologia com o objetivo de aumentar a largura da gengiva aderida. No procedimento tradicional de aumento gengival, é utilizado um grande enxerto de tecido epidérmico/conectivo para cobrir o periósteo exposto e fornecer a quantidade necessária de tecido queratinizado. Este tipo de aumento resulta frequentemente num tecido queratinizado inestético na área tratada, bem como num desconforto considerável no local do dador palatino.

Uma alternativa é utilizar os princípios da engenharia de tecidos para o aumento gengival.

Prato et al (2003) [81], numa série de casos, utilizaram um andaime tridimensional feito de **éster benzílico de ácido hialurónico (HYAFF)**. O ácido hialurónico é um glicosaminoglicano não sulfatado de ocorrência natural, constituído por uma sequência linear de ácido D-glucorónico e N-acetil-D-glucosamina, e está presente no tecido conjuntivo, no líquido sinovial das articulações e no humor vítreo do olho. Além disso, está envolvida em muitos processos biológicos, como a hidratação dos tecidos, a organização dos proteoglicanos na matriz extracelular, a diferenciação celular e a reparação dos tecidos, o que a torna um biomaterial adequado. A esterificação da membrana de ácido hialurónico transforma-a numa estrutura tridimensional, apoiando assim o crescimento de fibroblastos.

Procedimento cirúrgico

(Como DescriAedBy Prato)

1) BIOPSIA- É obtida uma biopsia de cerca de 2 mm^2 de gengiva aderente (epitélio e tecido conjuntivo), que é colocada num meio nutriente de Dulbecco's Modified Eagle Medium (D.M.E.M.) e transportada para o laboratório.

2) TÉCNICA DE CULTIVO - Após incubação a 37° C durante 1 hora, a camada epidérmica é removida e a derme é lavada com solução salina tamponada com fosfato. Os fibroblastos humanos são obtidos por digestão durante a noite da derme desepitelizada com uma solução de colagénio de tipo 1. Os fibroblastos são então semeados na matriz não tecida de HYAFF e cultivados durante cerca de uma semana. Após a cultura, um pedaço do andaime é cortado e embalado em condições estéreis, pronto para utilização clínica.

3) APLICAÇÃO CIRÚRGICA - O andaime é então aplicado num local recetor vascular, como o periósteo desnudado, e suturado.

A neovascularização e a reinervação do enxerto estão quase completas às 6 semanas.

As vantagens da utilização desta técnica são:

1) Diminuição do tamanho da ferida da zona dadora.

2) Pode obter-se uma quantidade adequada de tecido queratinizado.

3) Os resultados são esteticamente bons.

4) Desconforto mínimo para o paciente.

A **limitação** da utilização desta técnica é:

Esta técnica não pode ser aplicada em procedimentos de recobrimento radicular, uma vez que a superfície radicular exposta é um local recetor avascular. Assim, a necessidade de um local recetor vascular impede a aplicação dos princípios da engenharia de tecidos no tratamento da recessão gengival.

Justificação

O fator de crescimento derivado das plaquetas (PDGF) e o fator de crescimento transformador-β (TGF-β) são "hormonas" de cicatrização de feridas bem estabelecidas. Uma das concentrações mais elevadas de PDGF e TGF-β no organismo encontra-se nos grânulos α das plaquetas sanguíneas (concentrações superiores a 50 ng/ml de sangue total sequestradas nas plaquetas). Assim, a concentração das plaquetas resultaria na concentração dos factores de crescimento, melhorando assim a cicatrização de feridas aquando da aplicação.

Revisão da literatura

Tayapongsak et al (1994)[97] introduziram a nova ideia de adicionar *Adesivo de Fibrina Autólogo (AFA)* ao osso esponjoso durante as reconstruções de continuidade mandibular. Identificaram uma consolidação óssea radiográfica mais precoce em 33 casos. Atribuíram este facto à osteocondução melhorada proporcionada às células ostecompetentes no enxerto em virtude da rede de fibrina desenvolvida pelo AFA. Referiram também que, para além das propriedades adesivas e hemostáticas, o AFA contribuiu para que o processo de remodelação se iniciasse cerca de 50% mais cedo.

Whitman et al (1997)[106] descreveram a utilização de gel de plaquetas como uma alternativa autóloga à cola de fibrina para cirurgia reconstrutiva oral e maxilofacial. Sugeriram que a presença de plaquetas traz citocinas e factores de crescimento para o local da cirurgia de uma forma que não ocorreria com a cola de fibrina.

Landesberg et al (1998)[46] tentaram focar *o risco da utilização de gel de plasma rico em plaquetas.* Sugeriram que a utilização de trombina bovina para ativar as plaquetas pode estar associada ao desenvolvimento de anticorpos contra os factores V, XI e trombina, resultando no risco de coagulopatias potencialmente fatais. Sugeriram ainda que os médicos que colocam PRP devem monitorizar o tempo de tromboplastina parcial, o tempo de trombina e o tempo de protrombina, que parecem permanecer elevados durante 6 meses ou mais.

Whitman et al (1998)[107] relataram uma técnica para melhorar o manuseamento de enxertos de osso esponjoso e medula óssea particulados utilizando gel de plaquetas. Relataram que, com a utilização de gel de plaquetas, o enxerto podia ser entregue com precisão no local recetor e facilmente consolidado com instrumentos manuais. Sugeriram também que as plaquetas se degranulam no interior do enxerto e libertam uma série de factores que optimizam a cicatrização e o crescimento.

Marx et al (1998)[63] descreveram uma técnica para a obtenção de PRP, através do sequestro de plaquetas por centrifugação em gradiente de densidade. A técnica produziu uma concentração de plaquetas humanas de 338% e identificou PDGF e TGF nas mesmas. Eles relataram que a maturação radiográfica da área enxertada com PRP foi de 1,62 a 2,16 vezes maior do que a dos enxertos sem PRP. Da mesma forma, a avaliação histomorfométrica evidenciou maior densidade óssea nos enxertos em que foi adicionado PRP.

De Obarrio et al (2000)[23], nos seus relatos de casos, demonstraram uma nova biotecnologia na qual o gel de plaquetas foi utilizado em combinação com aloenxertos ósseos desmineralizados liofilizados para o tratamento de defeitos ósseos periodontais. Foi registada uma redução significativa e, radiograficamente, eram visíveis quantidades significativas de osso novo logo aos 2 meses de pós-operatório.

Kassalis et al (2000)[40] relataram uma série de casos de 15 pacientes tratados consecutivamente utilizando PRP autólogo em combinação com FDBA para elevação do seio e/ou aumento do rebordo de 36 implantes, 32 (89%) foram considerados bem sucedidos. A avaliação histológica das amostras de biópsia revelou numerosas áreas de formação óssea e osteoide em redor das partículas de FDBA, sem evidência de infiltrado de células inflamatórias.

Lekovic et al (2002)[51] compararam a eficácia clínica de duas técnicas regenerativas para defeitos intra-ósseos em humanos: uma combinação de PRP/mineral ósseo poroso bovino/GTR versus uma combinação de

PRP/mineral ósseo poroso bovino. Os resultados mostraram que ambas as combinações de PRP/mineral ósseo poroso bovino/GTR e PRP/mineral ósseo poroso bovino foram eficazes no tratamento de defeitos intra-ósseos. Os resultados também sugeriram que o GTR não teve qualquer benefício clínico adicional em relação ao PRP/mineral ósseo bovino poroso.

Okuda et al (2003)[75] realizaram um estudo para determinar a concentração de factores de crescimento (PDGF & TGF-β) no PRP e os efeitos biológicos do PRP a nível celular e molecular. Os autores demonstraram que tanto o PDGF-AB como o TGF-β estavam altamente concentrados na preparação do PRP. Descobriram que o PRP estimulava a síntese de ADN osteoblástico e a divisão celular, com uma regulação em baixa simultânea da fosfatase alcalina, e suprimia a divisão das células epiteliais. O PRP também estimulou os fibroblastos gengivais e as células do ligamento periodontal. Sugeriram que o PRP modula a proliferação celular de uma forma específica, semelhante à observada com o TGF-β.

Kawase et al (2003)[41] investigaram a ação do PRP na produção de matriz extracelular no ligamento periodontal e em culturas de células osteoblásticas MG63. Verificaram que o PRP alterou a forma das células e aumentou a regulação do colagénio de tipo I às 24 horas. O fibrinogénio foi detectado na preparação de PRP e foram encontradas redes de fibrina insolúveis no material tipo gel recém-formado. Sugeriram que o fibrinogénio, convertido em fibrina, em combinação com factores de crescimento presentes no PRP, poderia promover eficazmente a cicatrização de feridas em locais de lesão nos tecidos periodontais.

Lacoste et al (2003)[45] efectuaram testes E.L.I.S.A. específicos para PDGF-BB, TGF-β, VEGF e bFGF em sobrenadantes de sangue total (WB) e de concentrado de plaquetas (PC) colhidos antes e 30 minutos após a adição de cálcio e trombina. Encontraram concentrações de factores de crescimento significativamente maiores (aumento de 280%-800%) nos sobrenadantes de PC. Além disso, quando os sobrenadantes foram adicionados a culturas de células endoteliais da veia umbilical humana (HUVEC), o sobrenadante de PC conduziu a taxas de proliferação de HUVEC mais elevadas do que o sobrenadante de WB. Estes resultados sugerem que os PCs podem estimular a formação de vasos sanguíneos.

Processamento de P.RP.

O plasma autólogo rico em plaquetas (PRP) foi desenvolvido na década de 1970 como um subproduto da ferese de múltiplos componentes. As técnicas e o equipamento melhoraram drasticamente desde então.

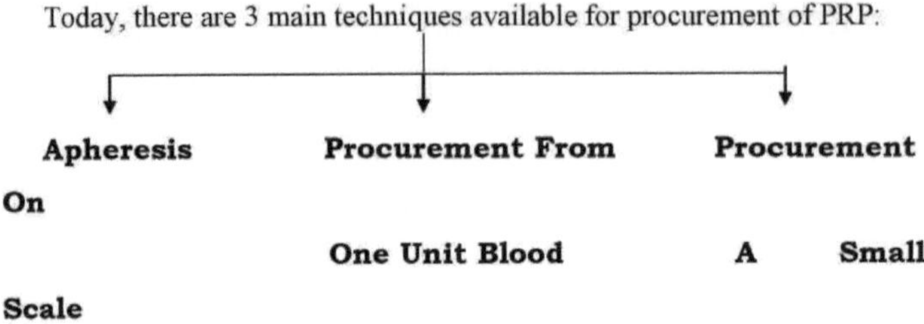

I) APHERESIS:

O processo de aférese envolve basicamente a remoção de sangue total de um doente ou dador. Os componentes do sangue total são separados num instrumento que é essencialmente concebido como uma centrifugadora. Um dos componentes é então retirado e os restantes componentes são retransfundidos no doente ou no dador.

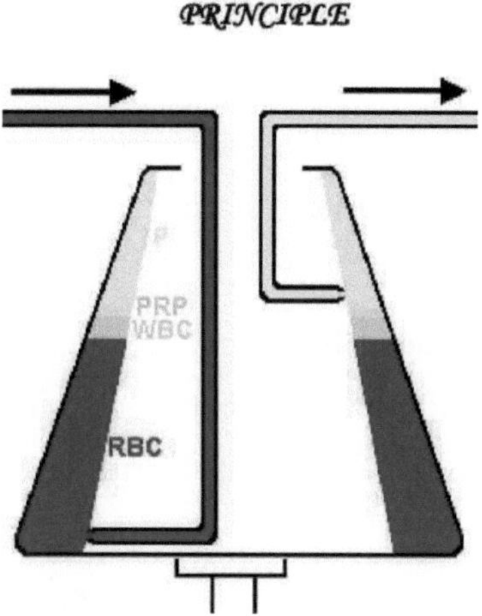

O sangue total é introduzido numa câmara que está a girar a alta velocidade e o sangue separa-se em componentes por gravidade ao longo das paredes da câmara. O componente a ser retirado é selecionado ajustando o nível do dispositivo de aspiração à direita (neste caso, plasma pobre em plaquetas). As velocidades de centrifugação utilizadas são de 5.600 rpm para separar o plasma pobre em plaquetas dos glóbulos vermelhos e das fracções de PRP do sangue total e, em seguida, de 2.400 rpm para permitir uma maior separação do PRP dos glóbulos vermelhos.

A **vantagem** de utilizar esta técnica para a obtenção de PRP é o facto de se poderem obter concentrações muito elevadas de plaquetas. Além disso, os dois componentes restantes, ou seja, o PPP e os glóbulos vermelhos, podem ser retransfundidos para o doente, tornando assim possível ao doente doar plaquetas após **72 horas** (em comparação com a dádiva de sangue total, em que o doente só pode doar uma unidade de sangue uma vez em cada **3 meses**).

As limitações incluem a necessidade de um aparelho elaborado sob a forma de um separador de células. Além disso, é necessário um cateter descartável separado, uma linha venosa central e uma cuba de centrifugação interna para cada doente, o que aumenta as despesas do doente.

II) DE UMA UNIDADE DE SANGUE:

Esta técnica utiliza uma unidade (350 ml) de sangue do doente, mas em vez de utilizar um aparelho de aférese, utiliza uma **centrífuga com temperatura controlada (centrífuga a frio).**

O sangue total é obtido num saco de transfusão e sujeito a um ciclo de centrifugação baixa de **1100 rpm durante 15 minutos**, o que resulta na separação das 3 fracções básicas. Depois de descartar a fração de hemácias, as restantes 2 fracções são sujeitas a **4000 rpm durante 10 minutos** para obter PRP.

Este procedimento é mais económico do que a aférese. No entanto, requer uma dádiva de sangue antes da cirurgia. Além disso, a quantidade de sangue necessária é de 350 ml, dos quais se obtêm cerca de 40 ml de PRP. Isto é muito mais do que a quantidade necessária durante a cirurgia periodontal regenerativa de rotina (3-5 ml).

III) CONTRATOS PÚBLICOS EM PEQUENA ESCALA:

Estudos recentes[75,85] centraram-se na utilização de uma quantidade mínima de sangue (10-50 ml) - dependendo do procedimento em causa - e de uma **centrífuga de laboratório comum** para a obtenção de PRP.

Este procedimento utiliza **centrifugação dupla** *(2400 rpm durante 10 minutos e, depois de rejeitar a fração de hemácias, 3600 rpm durante 15 minutos)* e os 3 componentes são obtidos num tubo de ensaio.

No entanto, este procedimento é muito sensível à técnica e não existem dados suficientes que sugiram que a concentração necessária de plaquetas pode ser obtida através desta técnica. Assim, embora este método para a obtenção de PRP seja o mais adequado do ponto de vista periodontal, são necessárias mais modificações da técnica para o estabelecer como um procedimento de rotina em consultório.

CONCENTRAÇÃO DE PLAQUETAS NECESSÁRIA NA PRP:

De acordo com **Lynch**, a contagem de plaquetas no PRP deve ser aumentada pelo menos *3 vezes* em comparação com o sangue total. De acordo com **Obarrio et al**, é aceitável uma contagem entre *5,00,000-10,00,000.*

PRINCIPLE:

PLATELETS + PLASMA + THROMBIN/$CaCl_2$ → **PLATELET RICH**

PLASMA GEL

Quando a trombina e o cálcio são adicionados ao PRP, as plaquetas são activadas e libertam o conteúdo dos seus grânulos α. A trombina e o cálcio também iniciam a coagulação, convertendo assim o fibrinogénio em fibrina; resultando na formação de um gel de plasma rico em plaquetas clinicamente útil, que pode melhorar o manuseamento e a eficácia de autoenxertos particulados e substitutos ósseos.

Anteriormente, a **trombina** utilizada era a **trombina bovina isoflizada**[63,74]. A utilização de trombina bovina pode estar associada ao desenvolvimento de anticorpos contra os factores V e XI, resultando em risco de coagulopatias potencialmente fatais[46]. A fim de eliminar esta resposta antigénica, **a trombina humana autóloga**, preparada a partir do mesmo sangue utilizado para a obtenção do PRP, pode ser utilizada atualmente.

Vantagens da utilização do P.RP. autónomo

1) É seguro, uma vez que se trata de uma preparação autóloga.

2) Promove a adesividade e a resistência à tração para a estabilização do coágulo.

3) É biologicamente aceitável para a superfície da raiz.

4) Contém factores de crescimento (PDGF e TGF-β) libertados pelas plaquetas.

5) Favorece a angiogénese.

6) Possui propriedades hemostáticas.

7) Contém uma densa rede de fibrina que é altamente osteocondutora.

8) Contém elevadas concentrações de leucócitos, que actuam como um *"antibiótico autólogo",* reduzindo o risco de infeção.

Assim, a utilização de plasma rico em plaquetas **melhora a cicatrização de feridas** através de vários mecanismos. Foi demonstrado que a utilização de PRP aumenta a taxa de formação óssea num enxerto e melhora a densidade do osso formado. Além disso, a quantidade de osso regenerado num enxerto melhorado com PRP é consideravelmente maior.

Radiograficamente, os investigadores avaliaram os enxertos PRP **como sendo 2,16 vezes** mais maduros aos *2 meses,* **1,88 vezes** mais maduros aos *4 meses* e **1,62 vezes** mais maduros aos *6 meses*[55].

O PRP também modula e regula positivamente a função de um fator de crescimento na presença de um segundo ou terceiro fator. É esta caraterística específica que separa os factores de crescimento PRP dos factores de crescimento individuais que se concentram apenas numa via regenerativa.

Conclusão

A utilização de plasma rico em plaquetas preenche todos os 3 critérios da engenharia de tecidos:

1) A degranulação localizada das plaquetas concentradas fornece as **moléculas de sinalização** necessárias para a regeneração.
2) A utilização de osso esponjoso autólogo ou de osso bovino anorgânico proporciona uma estrutura rígida, servindo assim de **andaime**. Além disso, a formação de um coágulo de fibrina serve como um andaime natural no defeito.
3) A utilização de osso esponjoso autólogo e de medula óssea proporciona uma maior população de **células** osteoprogenitoras.

Assim, esta técnica permite que os clínicos utilizem os princípios da engenharia de tecidos mesmo antes de os factores de crescimento recombinantes e as BMPs estarem comercialmente disponíveis para a prática clínica privada. No futuro, os géis de plaquetas podem ser enriquecidos com **factores de crescimento de tecidos recombinantes "geneticamente modificados"** para aumentar ainda mais a sua potência.

No entanto, é seguro dizer que, atualmente, a técnica e os princípios da utilização do plasma rico em plaquetas em Periodontia não são totalmente compreendidos nem totalmente utilizados. É uma técnica que está a dar os primeiros passos. A tecnologia tem de ser melhorada para permitir ao clínico sequestrar plaquetas mais rapidamente e a maiores densidades, utilizando quantidades mínimas de sangue. Só então esta modalidade poderá ser estabelecida como um procedimento de rotina na terapia regenerativa periodontal contemporânea.

Plaquetas liofilizadas

UMA POSSÍVEL ALTERNATIVA À P.R.P.

A utilização de plasma autólogo rico em plaquetas, embora benéfica, tem as suas **limitações**:

1) Requer a recolha de sangue de um doente antes de um procedimento cirúrgico.
2) O PRP obtido deve ser utilizado no prazo de algumas horas após a sua obtenção.
3) O peso dos doentes, especialmente em casos de periodontite juvenil, pode impedir a recolha de sangue (se for utilizada uma unidade de sangue).
4) A utilização de trombina bovina pode levar a uma resposta antigénica no hospedeiro.
5) Requer um apoio técnico adequado por parte do laboratório.
6) A técnica da cadeira, que utiliza quantidades mínimas de sangue, precisa de ser modificada para obter um aumento mais consistente da contagem de plaquetas.

Muitas destas limitações podem ser ultrapassadas com a utilização de plaquetas liofilizadas.

LIOFILIZAÇÃO / LIOFILIZAÇÃO:

Este é um método de secagem que utiliza o processo de sublimação para mudar um solvente no estado congelado diretamente para o estado de vapor sob vácuo. Este método estabiliza materiais facilmente degradáveis, mantendo a integridade estrutural do material original. O material liofilizado pode ser rapidamente reconstituído por adição de líquido. Este processo também proporciona facilidade de armazenamento e viabilidade a longo prazo do material liofilizado.

A utilização deste material ultrapassa muitas das dificuldades técnicas inerentes à utilização do PRP. A fácil manipulação cirúrgica, a longa vida útil, o não envolvimento de etapas laboratoriais e a ausência da necessidade de doação de sangue são algumas das **vantagens** da utilização deste material.

No entanto, o material tem as suas **desvantagens**. Não é autólogo. A formação de um coágulo de fibrina, como no caso do plasma rico em plaquetas, que actua como um andaime natural, não ocorre com a utilização deste material. Também foi sugerido que, uma vez que a viabilidade das plaquetas pode não ser preservada, pode levar à inativação dos factores de crescimento presentes. Por último, o material é relativamente novo, mesmo no campo da investigação, e será necessário algum tempo para que esteja disponível para a terapia regenerativa periodontal de rotina.

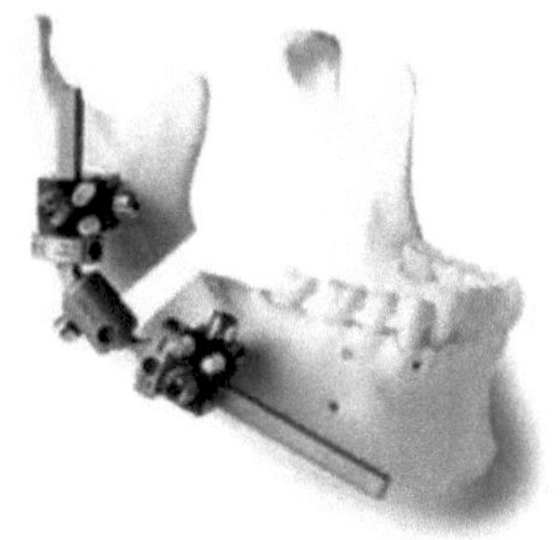

Definição

A osteogénese de distração é o processo biológico de formação de novo osso entre segmentos ósseos gradualmente separados por tração incremental.

Este processo começa quando é aplicada uma força de distração ao calo de cicatrização que une os segmentos ósseos divididos, e continua à medida que os tecidos são esticados.

História

O conceito de osteogénese de distração começou atrás da cortina de ferro, em 1951, por um médico russo chamado **Gavriel Ilizarov**[50]. Ilizarov tratou veteranos de guerra russos que sofriam de osteomielite e deformidades nos membros causadas por ferimentos de bala, utilizando arcos de arame de Kirshner ligados para formar um anel, ligando depois os anéis com hastes metálicas para formar uma "gaiola" à volta do membro danificado.

Ilizarov descobriu que uma osteotomia cortical (corticotomia) preserva o periósteo ósseo e o fornecimento de sangue medular e, quando combinada com a distração lenta do seu aparelho, permite o alongamento ósseo **sem necessidade de enxerto ósseo.**

A Osteogénese de Distração foi aplicada às mandíbulas em 1973, quando **Synder et al** utilizaram um fixador externo para alongar uma mandíbula de cão deficiente criada cirurgicamente. Uma experiência semelhante foi efectuada por **Block et al** em 1996[9].

Em humanos, **Chin & Toth (1996)**[19] fabricaram dispositivos de distração personalizados para tratar com sucesso deformidades maxilofaciais pediátricas.

Base biológica

A consolidação normal de uma fratura consiste em 3 fases:

1) Fase da Inflamação

2) Fase de formação do calo

3) Fase de remodelação

A osteogénese por distração começa com o desenvolvimento de um calo reparador. O calo é colocado sob tensão, o que gera novo osso.

A osteogénese de distração consiste em 3 períodos sequenciais[55]:

1) PERÍODO DE LATÊNCIA: É o período que decorre entre a divisão do osso e o início da tração, e representa o tempo necessário para a formação do calo.

2) PERÍODO DE DISTRAÇÃO: É o período em que se aplica uma tração gradual e se forma novo osso, ou **regenerado por distração**.

3) PERÍODO DE CONSOLIDAÇÃO: Este período permite a maturação e a corticalização do regenerado após a interrupção das forças de tração.

A tração é aplicada durante as fases de formação de

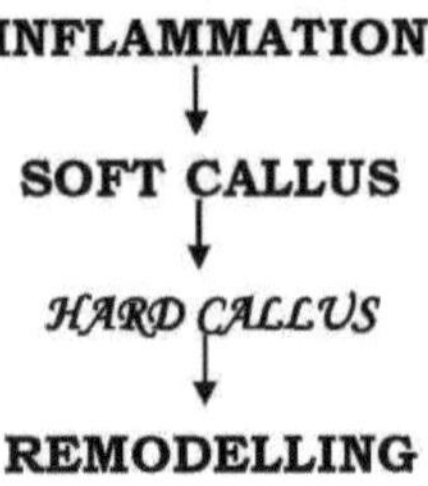

calosidades moles e duras e a fase de remodelação.

Aplicação em Periodontia

Este método permite o aumento do rebordo antes da colocação de implantes **(Lehrhaupt NB, 2001)**[50].

PROCEDIMENTO CIRÚRGICO:

Após a reflexão do retalho, são efectuadas osteotomias horizontais e verticais através das placas vestibular e palatina, deixando a mucosa palatina e o periósteo intactos. O segmento de transporte é então mobilizado com cinzéis manuais. É então efectuada uma osteotomia vertical e é colocada uma haste de transporte.

O período de latência observado é de 1 semana, após o qual é aplicada uma força de distração durante 10 dias. Finalmente, o período de consolidação é de 1 mês. As placas ósseas são removidas após 6 meses, após o que são colocados os implantes.

Conclusão

A distração alveolar pode servir como alternativa aos procedimentos de enxerto convencionais. É útil para aumentar a altura do osso alveolar vertical; no entanto, atualmente, tem limitações no sector horizontal. É interessante notar que também há crescimento da mucosa alveolar sobrejacente e da gengiva anexa. Assim, esta modalidade, *apesar de não aderir aos princípios exactos da engenharia de tecidos,* pode ser utilizada para regenerar tecidos.

No entanto, o número de estudos sobre a utilização desta técnica em Periodontia é muito limitado. É necessária mais investigação para estudar o efeito da osteogénese de distração adjacente a dentes periodontalmente comprometidos. Além disso, é necessário trabalhar mais no desenvolvimento de dispositivos de distração mais pequenos para utilização em periodontia.

À medida que os processos causais e patogénicos das doenças periodontais inflamatórias forem melhor compreendidos, surgirão novas perspectivas na gestão destes problemas.

Estas vistas podem desenvolver-se ao longo de 3 frentes e abordar questões relacionadas com[4]:

1) Causalidade da doença.

2) Resposta do hospedeiro à doença.

3) Alterações anatómicas que ocorrem consequência da

doença.

Os futuros desenvolvimentos nos domínios da biologia molecular e celular, da biologia do desenvolvimento e da engenharia de tecidos, aplicados aos tecidos periodontais, terão um impacto significativo na gestão das alterações anatómicas devidas ao processo da doença.

Com os princípios emergentes da inflamação a indicarem a importante relação entre os mecanismos de sinalização polipeptídica e a destruição tecidular, o controlo da destruição tecidular através do controlo destes processos tornar-se-á um importante objetivo terapêutico em Periodontia. Recentes avanços têm sido feitos no desenvolvimento de agentes que bloqueiam a atividade enzimática, a atividade das citocinas e outros modos dirigidos à modificação dos agentes causadores da doença.

A engenharia de tecidos é uma promessa de solução para uma série de problemas clínicos prementes em Periodontia, que não foram adequadamente abordados através da utilização de "dispositivos de substituição permanentes". O desafio seria selecionar a combinação ideal de matriz, células e reguladores solúveis para um problema clínico específico. No caso dos tecidos conjuntivos do periodonto, pode ser mais vantajoso regenerar os tecidos in-vivo do que projetar totalmente os tecidos in-vitro para posterior implantação.

Embora os avanços na engenharia de tecidos sejam susceptíveis de melhorar os resultados clínicos, nunca substituirão o bom senso clínico e as boas competências cirúrgicas na regeneração de tecidos perdidos ou danificados[55].

1) **Abitbol A.**
Utilização de um ionómero de resina em procedimentos de R.T.G.: Relatos de casos de técnica e aplicação.
- *Periodontal Clin Investig 1996; 18: 17-21 (Citado de Periodontol 2000 1999; 19)*

2) **Araújo M, Berglundh T, Lindhe J.**
Tecidos periodontais em defeitos de furca de grau III cicatrizados.
Um estudo experimental em cães.
- *J Clin Periodotol 1996; 23: 532-541.*

3) **Baker PJ, Evans RT, Comburn RA et al.**
A tetraciclina e os seus derivados ligam-se fortemente à superfície dentária e são libertados da mesma na sua forma ativa.
-*J Periodontol 1983; 54: 580*

4) **Bartold PM, Mc Culloch CA, Narayanan AS et al.**
Engenharia de tecidos: Um novo paradigma para a regeneração periodontal
com base na biologia molecular e celular.
- *Periodontal 2000 2000; 24: 253-269*

5) **Baum BJ, Tran SD, Yamano S.**
O impacto da terapia genética na medicina dentária.
-*J Am Dent Assoc 2000; 131: 309-318*

6) **Beck LS.**
Indução in vivo de osso por TGF-β humano recombinante.

- *J Bone Miner Res 1991; 6: 1257-1267 (Citado de Periodontol 2000 1999; 19)*

7) **Bjovatn K, Olsen HC**.

Os efeitos de medicamentos contendo penicilina e tetraciclina na microdureza do esmalte dentário humano.

-*Ata Odontol Scand 1982; 40: 299-305.*

8) **Bjovatn K**.

Compostos antibióticos e desmineralização do esmalte. Um estudo in-vitro

-*Ata Odontol Scand 1982; 40: 341-352.*

9) **Block MS, Chang A, Crawford C**.

Aumento do rebordo alveolar mandibular no cão utilizando osteogénese de distração.

- *J Oral Maxillofac Surg 1996; 54: 309-314*

10) **Bosshardt DD, Selvig KA**.

Cimento dentário: o tecido dinâmico que cobre a raiz.

- *Periodontol 2000 1997; 13: 41-75*

11) **Bowers GM, Chadroff B, Carnevale R et al.**

Avaliação histológica da formação de novos aparelhos de fixação em humanos.

- *JPeriodontol 1989; 60: 664-674.*

12) **Bowers M**.

Avaliação histológica da formação de novos aparelhos de fixação em humanos. Parte III.

-*J Periodontol 1989; 60: 683-693.*

13) **Bratthall G et al.**Regeneração tecidular guiada no tratamento de defeitos intra-ósseos humanos. Resultados clínicos, radiológicos e microbiológicos - um estudo piloto.- *J Clin Periodontol 1983; 10: 399-411*

14) **Brunsvold MA, Mellonig J**.

Enxertos ósseos e regeneração periodontal. *-Periodontol 2000 1993; 1: 80-91*

15) **Busschop J, de Boever J**.

Caraterísticas clínicas e histológicas da duramater alogénica liofilizada em defeitos ósseos periodontais em humanos.

- *J Clin Periodontol 1983; 10: 399-411.*

16) **Canalis E, Mc Carthy TL, Centrell M**.

Efeitos do PDGF na formação óssea in-vitro.

- J Cell Physiol 1989; 140: 530-537 (Citado dePeriodontol 2000 1999; 19)

17) **Carloss RJ.**

Regeneração de defeitos de furca Classe III com fator de crescimento de fibroblastos básico associado a GTR. Um estudo descritivo e histométrico em cães.

- J Periodontol 2000; 71: 775-784.

18) **Caton J, Waganer C, Polson A et al.**

GTR em defeitos interproxiomais em macacos.

- *Int JPeriodontics Restorative Dent 1992; 12: 266-277.*

19) **Chin M, Toth BA.**

Osteogénese de distração em cirurgia maxilofacial utilizando dispositivos internos: Revisão de 5 casos.

- *J Oral Maxillofac Surg 1996; 54: 45-54*

20) **Cortellini P, Pini Prato G.**

Regeneração tecidular guiada com um dique de borracha: relato de cinco casos.

- *Int J Periodontics Restorative Dent 1994; 14: 9-15.*

21) **Cortellini P, Prato PG, Tonetti M.**

Regeneração periodontal de defeitos intra-ósseos humanos.

I. Medidas clínicas.

- *J Periodontol 1993; 64: 254-260.*

22) **Cortelllini P, De Sanctis M, Pini PG et al.**

Procedimento GTR utilizando um sistema de fibrina e fibronectina em recessão induzida cirurgicamente em cães.

- Int J Periodontics Restorative Dent 1991; 11: 150-163.

23) **De Obarrio JJ, Arauz-Dutrai JI, Chamberlain TM et al.**

A utilização de factores de crescimento autólogos na terapia cirúrgica periodontal: Biotecnologia de gel de plaquetas - relatos de casos.

- *Int JPeriodontics Restorative Dent 2000; 20: 487-497.*

24) **Dragoo MR, Sullivan HC.**

Uma avaliação clínica e histológica de enxertos de osso

ilíaco autógeno em humanos. I. Cicatrização de feridas 2-8 meses.

- *J Periodontol 1973; 44: 614-625.*

25) **Emmings FG**.

Material ósseo quimicamente modificado para a restauração de defeitos ósseos.

- *J Periodontol 1974; 45: 385-390.*

26) **Frank RM**.

Cementogénese e fixação de tecidos moles após tratamento com ácido cítrico em humanos. Um estudo de microscopia eletrónica.

- *J Periodontol 1983; 54: 389-401.*

27) **Froum SJ, Weinberg MA, Rosenberg E et al.**

Um estudo comparativo utilizando o desbridamento de retalho aberto com e sem derivado da matriz do esmalte no tratamento de defeitos intra-ósseos periodontais. Um estudo de reentrada de 12 meses.

- J Periodontol 2001; 72: 25-34.

28) **Galgut PN, Waite IM, Brookshaw JD et al.**

Um estudo clínico controlado de 4 anos sobre a utilização de material de implante de hidroxiapatite cerâmica para o tratamento de defeitos ósseos periodontais.

-J Clin Periodontol 1992; 19: 570-577.

29) **Garrett JS, Crigger M, Edelberg J**.

Efeitos do ácido cítrico em superfícies radiculares doentes.

-*J Periodont Res 1978; 13: 155-163.*

30) **Giannobile WV, Lee CS, Tomala MP et al.**

Entrega de genes PDGF para aplicação na engenharia de tecidos periodontais.

- *J Periodontol 2001; 72: 815-823.*

31) **Gottlow J, Nyman S, Lindhe J et al.**

Formação de novas ligações no periodonto humano por GTR.

- J Clin Periodontol 1986; 13: 604-616.

32) **Hammarstrom L, Heijl L, Gestrelius S**.

Regeneração periodontal num modelo de deiscência bucal em macacos após aplicação de proteínas da matriz do esmalte.

- *J Clin Periodontol 1997; 24: 669-677.*

33) **Heden G, Wennstrom J, Lindhe J.**

Alterações dos tecidos periodontais após o tratamento com EMDOGAIN de sítios periodontais com defeitos ósseos angulares. Uma série de relatos de casos.

- *J Clin Periodontol 1999; 26: 855-860.*

34) **Heijl C.**

Regeneração periodontal com derivado de matriz de esmalte em defeito experimental humano.

- *J Clin Periodontol 1997; 24: 693-696.*

35) **Heijl L, Heden G, Swadstrom G et al.**

Derivado da matriz do esmalte (EMDOGAIN) no tratamento de defeitos periodontais intra-ósseos.

- *J Clin Periodontol 1997; 24: 705-714.*

36) **Hiatt W, Scallhorn RG, Aaronian AJ.**

A indução da formação de novo osso e cemento. IV.Exame microscópico do periodonto após procedimentos de regeneração periodontal com aloenxerto ósseo e medular, autoenxerto e não enxerto.

- *JPeriodontol 1978; 49: 495-512.*

37) **Ito M**.

Propriedades in-vitro de uma pasta de enchimento ósseo de hidroxiapatite ligada a quitosano.

- *Biomaterials 1991; 12: 41-45 (Citado de J Periodontol 1996; 67: 1170-1175)*

38) **Jin M, Anusaksathein O, Webb SA et al.**

Terapia genética da proteína morfogenética óssea para engenharia de tecidos periodontais.

- *J Periodontol 2003; 74: 202-213.*

39) **Kalpidis CR, Ruben MP**.

Tratamento de defeitos intra-ósseos com derivados da matriz de esmalte: uma revisão da literatura.

- *JPeriodontol 2002; 73: 1360-1376.*

40) **Kassolis JD, Rosen PS, Reynolds MA.**

Aumento do rebordo alveolar e do seio maxilar utilizando plasma rico em plaquetas em combinação com aloenxerto ósseo liofilizado: série de casos. - *J Periodontol 2000; 71: 16541661.*

41) **Kawase T, Okuda K, Wolff LF et al.**
A formação de coágulos de fibrina derivados do plasma rico em plaquetas estimula a síntese de colagénio no ligamento periodontal e nas células osteoblásticas in-vitro.
- *J Periodontol 2003; 74: 858-864.*

42) **Klokkevold PR**.
Osteogénese reforçada por quitosano (Poly-N-Acetyl Glucosaminoglycan) in-vitro.
- *JPeriodontol 1996; 67: 1170-1175.*

43) **Klokkevold PR, Subar P, Fukayama H**.
Efeito do quitosano na hemostase lingual em coelhos com disfunção plaquetária induzida pelo epoprostenol.
- *J Oral Maxillofac Surg 1992; 50: 41-45* .

44) **Labahn R, Fahrebach WH, Clark SM et al.**
Morfologia da dentina radicular após diferentes modos de condicionamento com ácido cítrico e tetraciclina HCl.
- *J Periodontol 1992; 63: 303-309.*

45) **Lacoste E, Martineau I, Gagan G.**
Concentrados de plaquetas: Efeitos do cálcio e da trombina na proliferação de células endoteliais e na libertação de factores de crescimento.
- *JPeriodontol 2003; 74: 1498-1507*

46) **Landesberg R, Moses MM, Karpatkin M.**
Risco de utilização de gel de plasma rico em plaquetas.
- *J Oral Maxillofac Surg 1998; 56: 1116-1117.*

47) **Laurell L.**

Tratamento de defeitos intra-ósseos através de diferentes procedimentos cirúrgicos: Uma revisão da literatura.

- *J Periodontol 1998; 69: 303-313.*

48) **Lee MB.**

Proteínas Morfogénicas Ósseas: Antecedentes e implicações para a reconstrução oral. Uma revisão.

- *J Clin Periodontol 1997; 24: 355-365.*

49) ***Lee* YM, Nam SH, Seoul YJ et al.**

Aumento ósseo melhorado através da libertação controlada de rhBMP-2 a partir de membranas bioabsorvíveis.

-JPeriodontol 2003; 74: 865-872.

50) **Lehrhaupt NB.**

Distração alveolar: uma possível nova alternativa ao enxerto ósseo.

- *Int J Periodontics Restorative Dent 2001; 21: 121-125.*

51) **Lekovic V, Camargo PM, Weinlainder et al.**

Comparação de plasma rico em plaquetas, mineral ósseo poroso bovino e regeneração tecidular guiada versus plasma rico em plaquetas e mineral ósseo poroso bovino no tratamento de defeitos intra-ósseos: um estudo de reentrada.

- *J Periodontol 2002; 73: 198-205.*

52) **Lisgarten MA, Rosenberg MM.**

Estudo histológico da reparação após novos

procedimentos de fixação em lesões periodontais humanas.
- *J Periodontal 1979; 50: 333-344.*

53) **Lisgarten MA**
Sondagem periodontal: O que é que significa?
- *J Clin Periodontol 1980; 7: 165-176.*

54) **Lynch SE**
Os efeitos do PDGF e do IGF melhoram a regeneração periodontal.
- *J Clin Periodont 1989; 16: 545-548.*

55) **Lynch SE, Genco RJ, Marx RE**.
Engenharia de Tecidos: aplicações em cirurgia maxilofacial e periodontia.
- *Chicago: Quintessence Publishing; 1999.*

56) **Lynch SE**.
Métodos de avaliação de procedimentos regenerativos.
- *J Periodontol 1992; 63: 1085-1092.*

57) **Lyngstadaas SP**.
Factores de crescimento autócrinos em células do ligamento periodontal humano cultivadas em derivados da matriz de esmalte.
- *J Clin Periodontol 2001; 28: 181-188.*

58) **Mac Neil RL, Somerman MJ**.
Desenvolvimento e regeneração do periodonto: Paralelos e contrastes.
- *Periodontol 2000 1999; 19: 18-20*

59) **Malekzadeh R, Hollinger JO, Buck D et al.**
Isolamento de células semelhantes a osteoblastos humanos e ampificação in-vitro para engenharia de tecidos
- *J Periodontol 1998; 69: 1256-1262.*

60) **Markopoulou CE, Vrotos IA, Vavouraki HN et al.**
Respostas das células do ligamento periodontal humano à BMP-2 humana recombinante com e sem aloenxertos ósseos.
-*J Periodontol 2003; 74: 982-989*

61) **Marks SC, Mehta NR**.
Ausência de efeito do tratamento ácido das superfícies radiculares na formação de novo tecido conjuntivo.
- *J Clin Periodontol 1986; 13: 109-116.*

62) **Marks SC, Miller S**.
A infusão local de prostaglandina E1 estimula a formação óssea mandibular in-vivo.
- *J Oral Pathol 1988; 17: 500-505.*

63) **Marx RE, Carlson ER, Eichstaedt RM et al.**
Plasma rico em plaquetas: Reforço do fator de crescimento para enxertos ósseos
- *Oral Surg Oral Med Oral Pathol Oral Radiol Endod 1998;*

85: 638-646.

64) **Mc Cauley LK, Somerman MJ**.

Modificadores biológicos na regeneração periodontal.

- *Dent Clin North 1998; 2: 361-387.*

65) **Melcher AH**.

Sobre o potencial de reparação dos tecidos periodontais.

- *JPeriodontal 1976; 47: 256-260.*

66) **Mellonig JT, Bowers GM, Bright RW et al.**

Avaliação clínica do FDBA em defeitos ósseos periodontais.

-JPeriodontol 1976; 47: 125-131.

67) **Mellonig JT**.

Derivado de matriz de esmalte para cirurgia regenerativa periodontal: Técnica e relato de caso clínico e histológico.

- *Int J Periodontics Restorative Dent 1999; 19: 9-19*

68) **Mellonig JT**.

A utilização de osso anorgânico heterogéneo como material de implante em procedimentos orais.

- *Oral Surg Oral Med Oral Pathol Oral Endod 1962; 15: 996-1000.*

69) **Moscovo BS, Karsh F, Stein SD.**

Avaliação histológica do enxerto ósseo autógeno. Relato de um caso e avaliação crítica.

- *JPeriodontol 1979; 47: 291-300.*

70) **Narayan AS, Page.**

Combinação de TGF-β e outros mediadores inflamatórios na síntese de colagénio.

- *JDent Res 1988; 67: 244.*

71) **Nevins M, Camelo M, Schenk RK et al.**

Regeneração periodontal em humanos utilizando o fator de crescimento derivado de plaquetas-BB humano recombinante (rhPDGF-BB) e alogénico.

- J Periodontol 2003; 74: 1282-1292.

72) **Nyman S, Lindhe J, Karring T**.

Nova fixação após tratamento cirúrgico da doença periodontal humana.

- *J Clin Periodontol 1982; 9: 290-296.*

73) **Oates TW, Rouse CA, Cochran DL**.

Efeitos mitogénicos dos factores de crescimento nas células do ligamento periodontal humano in-vitro.

- *J Periodontol 1993; 64: 142-148.*

74) **Obarrio JJ, Dutari JA, Chamberlain TM et al.**

A utilização de factores de crescimento autólogos na terapia cirúrgica periodontal: Biotecnologia do gel de plaquetas. Relato de casos

-Jnt JPeriodontics Restorative Dent 2000; 20: 487-497

75) **Okuda K, Kawase T, Mornose M et al.**

O plasma rico em plaquetas contém níveis elevados de fator de crescimento derivado de plaquetas e de fator de crescimento transformador-β e modula a proliferação de células relacionadas com o peridonto in-vitro.

- J Periodontol 2003; 74: 849-857.

76) **Papadopoulos CE, Dereka XE, Vavouraki EN et al.**

Avaliação in-vitro do efeito mitogénico do PDGF-BB em células do ligamento periodontal humano cultivadas em vários aloenxertos.

- *J Periodontol 2003; 74: 451-457.*

77) **Pauw MT**.

A proteína derivada da matriz do esmalte estimula a fixação dos fibroblastos do ligamento periodontal e aumenta a atividade da fosfatase alcalina e a libertação de TGF-α1 dos fibroblastos do ligamento periodontal e dos fibroblastos gengivais.

- *J Periodontol 2000; 71: 31-43.*

78) **Pearson BS**.

Comentários sobre a aplicação clínica da fibronectina em medicina dentária.

- *J Dent Res 1988; 67: 515-517.*

79) **Polson AM, Caton J**.

Factores que influenciam a reparação e regeneração periodontal.

- *J Periodontol 1982; 531: 617-625.*

80) **Pontoriero R, Wennstrom J, Lindhe J.**

A utilização de membranas de barreira e das proteínas da matriz do esmalte no tratamento de defeitos ósseos

angulares. Um estudo clínico prospetivo controlado.
- *J Clin Periodontol 1999; 26: 833-840.*

81) **Prato GP, Rotundo R, Magnani C et al.**
Uma técnica de enxerto de ácido hialurónico de células autólogas para aumento gengival: Uma série de casos.
- *J Periodontol 2003; 74: 262-267.*

82) **Registo AA, Burdick FA**.
Reimplantação acelerada com Cementogenesis em dentina desmineralizada in-situ.
-*J Periodontol 1975; 46: 646-655.*

83) **Registar AA**.
Indução de osso e cemento por dentina, desmineralizada in situ.
-*J Periodontol 1973; 44: 49-54.*

84) **Rivault AF, Toto PD, Levy S et al.**
Enxertos ósseos autógenos - coágulo ósseo e procedimentos retrógrados ósseos em primatas.
-J *Periodontol 1978; 49: 495-512.*

85) **Rodriguez R**.
Aumento do seio maxilar com osso bovino desproteinizado e PRP com inserção simultânea de implantes endósseos.
- *J Oral Maxillofac Surg 2003; 61: 157-163.*

86) **Rummelhart JM, Mellonig JT, Gray JL et al.**
Uma comparação entre o FDBA e o DFDBA em defeitos ósseos periodontais humanos.

- *J Periodontol 1989; 60: 655-663.*

87) **Scallhorn RG.**

Erradicação de defeitos de bifurcação utilizando implantes de medula autógena congelada da anca.

-Periodontal Abstracts 1967; 15: 101-105.

88) **Schulean A, Daros N, Chiantell GC et al.**

GTR com membranas bioreabsorvíveis no tratamento de defeitos intra-ósseos: um estudo clínico e histológico.

- *Int J Periodontics Restorative Dent 1999; 19: 501 -509.*

89) **Schulean A, Donos N, Blaes A et al.**

Comparação de proteínas da matriz do esmalte e membranas bioabsorvíveis no tratamento de defeitos periodontais intra-ósseos. Um estudo de boca dividida.

- J Periodontol 2000; 70: 255-262.

90) **Scott P.**

Comparação entre a membrana óssea laminar bioabsorvível e a membrana não absorvível de politetrafluroetileno expandido em defeitos de furca mandibular.

-JPeriodontol 1997; 68: 679-686

91) **Selvig KA.**

Estrutura fina da fixação de tecido conjuntivo novo em bolsas de furca experimentais em cães.

- *J Periodont Res 1981; 16: 123-129.*

92) **Silvertri M, Ricci G, Rasperini G et al.**

Comparação do tratamento de defeitos intra-ósseos com derivado de matriz de esmalte, regeneração tecidular guiada com uma membrana não reabsorvível e retalho de Widman modificado. Um estudo piloto.

- J Clin Periodontol 2000; 27: 603-610.

93) **Smith B, Caffesse et al.**

Efeitos da aplicação de ácido cítrico, fibronectina e laminina no tratamento da periodontite.

- *J Clin Periodontol 1987; 14: 396-402.*

94) **Stahl S**.

Especulação sobre a reparação gengival.

- *J Periodontol 1998; 69: 303-313.*

95) **Strayhorn CL.**

Os factores de crescimento regulam a expressão de genes associados aos osteoblastos. - *J Periodontol 1999; 70: 1345-1354.*

96) **Takiguchi T.**

Efeito da Prostaglandina E2 na diferenciação osteoblástica estimulada por rh BMP-2 em células PDL humanas.

- *J Periodont Res 1999; 34: 431-436.*

97) **Tayapongsak P, O'Brien DA, Monteiro CB et al.**

Adesivo de fibrina autólogo na reconstrução mandibular com osso esponjoso particulado e medula óssea.

- *J Oral Maxillofac Surg 1994; 52: 161-165.*

98) **Ten Cate AR**.
O desenvolvimento do periodonto - uma unidade largamente derivada do ectomesênquima.
- *Periodontol 2000 1997; 13: 9-19.*

99) **Tenenbaum HC, Shlemag A, Girard B et al.**
Bisfosfonatos e Periodontia: Potenciais aplicações para a regulação da massa óssea no periodonto e outras utilizações terapêuticas / de diagnóstico.
- *J Periodontol 2002; 73: 813-822.*

100) **Terranova VP, Franzetti LC, Hic S.**
Uma abordagem bioquímica à regeneração periodontal: o tratamento com tetraciclina da dentina promove a adesão e o crescimento de fibroblastos.
- *JPeriodont Res 1986; 21: 330-337.*

101) **Terranova VP, Martin GR**
Um possível papel das proteínas de fixação na fixação periodontal.
- *J Dent Res 1981; 60: 390*

102) **Terranova VP, Martin GR**.
Factores moleculares que determinam a interação do tecido gengival com a estrutura dentária.
- *J Periodont Res 1982; 17: 530-533.*

103) **Terranova VP, Wikesjo ME**.
Matrizes extracelulares e factores de crescimento polipeptídicos como mediadores da função das células do periodonto: A Review.

- *J Periodontol 1987; 58: 503-545.*

104) **Wang X, Liu B.**

O efeito da proteína morfogenética óssea na osseointegração de implantes de titânio.

- *J Oral Maxillofac Surg 1993; 5: 647-651.*

105) **Waver K.**

Formação de um ligamento periodontal à volta de implantes de titânio.

- *J Periodontol 1990; 61: 517-601.*

106) **Whitman DH, Berry RL, Green DM.**

Gel de plaquetas: Uma alternativa autóloga à cola de fibrina com aplicações em cirurgia oral e maxilofacial.

- *J Oral Maxillofac Surg 1997; 55: 1294-1299.*

107) **Whitman DH, Berry RL.**

Uma técnica para melhorar o manuseamento de enxertos de osso esponjoso particulado e de medula óssea utilizando gel de plaquetas.

-J Oral Maxillofac Surg 1998; 56: 1217-1218.

108) **Yaffe A, Iztkovich M, Earon Y et al.**

A administração local de um aminobisfosfonato previne a fase de reabsorção do osso alveolar após cirurgia de retalho mucoperiosteal em ratos.

- *JPeriodontol 1997; 68: 884-889.*

109) **Yong LM, Park YJ, Lee SJ et al.**

Formação de osso por engenharia de tecidos utilizando esponjas de quitosano / fosfato tricálcico.

- *J Periodontol 2000; 71: 410-417.*

110) **Yukna RA, Callon DP, Krauser JT et al.**
Avaliação clínica multicêntrica da combinação de matriz de hidroxiapatite anorgânica derivada de bovino (ABM) / péptido de ligação celular (P-15) como material de enxerto de substituição óssea em defeitos ósseos periodontais humanos. Resultados de 6 meses.
-*J Periodontol 1998; 69: 655-663.*

111) **Zetterstrom O, Andersson C, Eriksson et al.**

Segurança clínica do derivado da matriz do esmalte (EMDOGAIN) no tratamento de defeitos periodontais.

- J Clin Periodontol 1997; 24: 697-704.

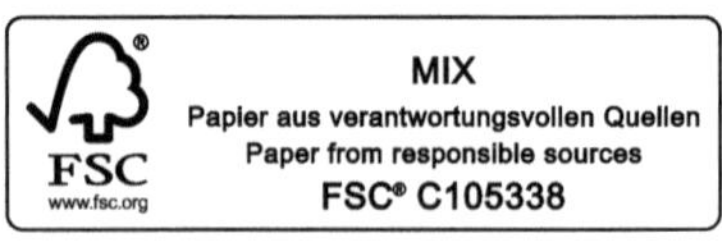

Printed by Books on Demand GmbH, Norderstedt / Germany